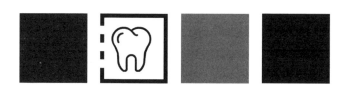

# 现代口腔疾病诊疗进展

主编 李 飞 邢海凤 张晓提 高 倩 房桂芝

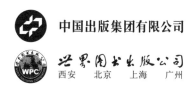

中国出版集团有限公司

世界图书出版公司

西安 北京 上海 广州

图书在版编目（CIP）数据

现代口腔疾病诊疗进展/李飞等主编.—西安：
世界图书出版西安有限公司，2023.11
ISBN 978-7-5232-0971-4

Ⅰ.①现… Ⅱ.①李… Ⅲ.①口腔疾病—诊疗 Ⅳ
.①R78

中国国家版本馆CIP数据核字（2024）第000664号

| | | |
|---|---|---|
| 书　　名 | 现代口腔疾病诊疗进展 | |
| | XIANDAI KOUQIANG JIBING ZHENLIAO JINZHAN | |
| 主　　编 | 李　飞　邢海凤　张晓提　高　倩　房桂芝 | |
| 责任编辑 | 杨　菲 | |
| 装帧设计 | 济南睿诚文化发展有限公司 | |
| 出版发行 | 世界图书出版西安有限公司 | |
| 地　　址 | 西安市雁塔区曲江新区汇新路355号 | |
| 邮　　编 | 710061 | |
| 电　　话 | 029-87214941　029-87233647（市场营销部） | |
| | 029-87234767（总编室） | |
| 经　　销 | 全国各地新华书店 | |
| 印　　刷 | 山东麦德森文化传媒有限公司 | |
| 开　　本 | 787mm×1092mm　1/16 | |
| 印　　张 | 9.5 | |
| 字　　数 | 190千字 | |
| 版次印次 | 2023年11月第1版　2023年11月第1次印刷 | |
| 国际书号 | ISBN 978-7-5232-0971-4 | |
| 定　　价 | 128.00元 | |

# 编委会

◎ **主 编**

李 飞 邢海凤 张晓提

高 倩 房桂芝

◎ **副主编**

王 婧 齐元兵 徐 丹

丁秀庆 张琳玮 孙晋锋

◎ **编 委**（按姓氏笔画排序）

丁秀庆（沂源县人民医院）

马艳茹（菏泽医学专科学校附属医院）

王 婧（邹平市中心医院）

王元元（枣庄市口腔医院）

王婷婷（济南市历下区人民医院）

邢海凤（滕州市龙阳镇卫生院）

齐元兵（沂源县大张庄中心卫生院）

孙晋锋（枣庄市山亭区凫城镇卫生院）

李 飞（淄博市张店区第二人民医院）

李 创（河北省石家庄市第二医院）

张晓提（山东省第二康复医院）

张琳玮（宁阳县第一人民医院）

房桂芝（济南市长清区中医院）

耿春芳（兖矿新里程总医院）

徐 丹（常州市第一人民医院）

高 倩（曹县磐石医院）

黄其云（山东省东营市利津县明集中心卫生院）

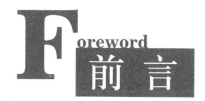

前 言

　　口腔医学是生物医学的一个重要组成部分,是以维护、促进口腔健康及防治口腔器官和口颌系统疾病为主要内容的一门学科。随着信息技术、生物技术和其他医学技术的发展和应用,口腔医学新理论、新技术和新设备不断涌现,口腔科医务人员必须不断学习,交流临床经验,熟悉并掌握新的口腔医学进展,才能跟上口腔医学发展的步伐,更好地为患者服务。为提高广大口腔科医务人员的知识水平,提高医疗工作质量,我们特组织了一批具备丰富临床经验的口腔科医务人员编写了《现代口腔疾病诊疗进展》一书。

　　本书紧密结合当前口腔医学的发展进程,首先简要介绍了口腔解剖生理,然后对牙体疾病、牙周疾病、口腔黏膜疾病等口腔科常见病与多发病的病因、发病机制、临床表现、病理、辅助检查、鉴别诊断、治疗与预后等进行了全面系统地介绍。本书在查阅国内外最新期刊和文献资料的基础上结合了口腔科医务人员的工作经验,注重理论联系实践,内容简明扼要,章节编排合理,有助于规范口腔科医务人员的操作,提高广大口腔科医务人员的业务水平。本书是一本科学实用的口腔医学指导手册,适合各级医院的口腔科医务人员参考阅读,同时可以作为口腔专业学生拓宽知识面的参考读物。

由于临床口腔医学发展迅速，加之编者编写时间仓促、学识水平有限，书中缺漏和不足之处在所难免，敬请各位读者见谅，给予批评指正，以便共同进步。

《现代口腔疾病诊疗进展》编委会

2023 年 2 月

# Contents 目录

第一章

# 口腔解剖生理

## 第一节　牙体解剖生理

### 一、牙的概述

#### (一)牙的分类

人的一生有两副牙,第一副为乳牙,第二副为恒牙。乳牙共20个,恒牙共32个。根据牙的形态和功能不同,乳牙分为乳切牙、乳尖牙和乳磨牙3类。恒牙可分为切牙、尖牙、前磨牙和磨牙4类。切牙和尖牙位于口腔前庭前部、口角之前,故称为前牙;前磨牙和磨牙位于口角之后,故称为后牙。

#### (二)牙的功能

牙最重要的功能是咀嚼,其次可协助发音及言语,并在保持面部正常形态等方面起着一定的作用。

#### (三)临床牙位记录

临床上为了便于描述牙的部位及名称,每个牙均以一定的符号加以表示,目前最常用的牙位记录方法有两种。

1.部位记录法

该法为目前我国常用的记录法,以两条相互垂直的直线将牙弓分为 A、B、C、D 4 个象限,竖线代表中线,区分左右;横线表示𬌗面,横线以上为上颌牙,横线以下为下颌牙。乳牙用罗马数字Ⅰ～Ⅴ表示;恒牙用阿拉伯数字1～8表示。越近中线数字越小,如中切牙为1;越远离中线数字越大,如第三磨牙为8。

(1)乳牙临床牙位:采用罗马数字记录,如图 1-1 所示。

例如,Ⅳ表示左上颌第一乳磨牙,Ⅳ表示右上颌第一乳磨牙。

(2)恒牙临床牙位:采用阿拉伯数字记录,如图 1-2 所示。

例如,6̠ 表示左上颌第一磨牙,4̠3̠ 表示右下颌尖牙及第一前磨牙。

## 2.国际牙科联合会系统

国际牙科联合会系统记录牙位时,第一位数表示象限和乳牙或恒牙,即以 1 表示恒牙右上区,2 表示恒牙左上区,3 表示恒牙左下区,4 表示恒牙右下区;5 表示乳牙右上区,6 表示乳牙左上区,7 表示乳牙左下区,8 表示乳牙右下区;第二位数表示各牙与中线相关的位置,越近中线牙数字越小。此种记录方法适用于计算机统计。

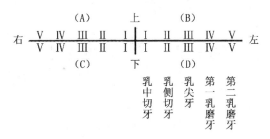

图 1-1　乳牙临床牙位记录

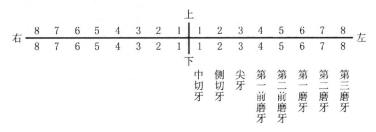

图 1-2　恒牙临床牙位记录

(1)恒牙编号:如图 1-3 所示。

| 18 | 17 | 16 | 15 | 14 | 13 | 12 | 11 | 21 | 22 | 23 | 24 | 25 | 26 | 27 | 28 |
|----|----|----|----|----|----|----|----|----|----|----|----|----|----|----|----|
| 48 | 47 | 46 | 45 | 44 | 43 | 42 | 41 | 31 | 32 | 33 | 34 | 35 | 36 | 37 | 38 |

图 1-3　恒牙编号

每个牙的符号均为两位数,其个位数代表牙序,十位数代表部位,如♯15 即右上颌第二前磨牙。

(2)乳牙编号:如图 1-4 所示。

| 55 | 54 | 53 | 52 | 51 | 61 | 62 | 63 | 64 | 65 |
|----|----|----|----|----|----|----|----|----|----|
| 85 | 84 | 83 | 82 | 81 | 71 | 72 | 73 | 74 | 75 |

图 1-4　乳牙编号

如♯71代表左下颌乳中切牙。

**(四)牙的萌出**

牙的发育过程分为发育、钙化和萌出3个阶段。牙胚是由来自外胚叶的成釉器和来自中胚叶的乳突状结缔组织构成,形成牙滤泡,包埋于上下颌骨内。随着颌骨的生长发育,牙胚亦钙化发育,逐渐穿破牙囊,突破牙龈而显露于口腔。牙胚破龈而出的现象称出龈。从牙冠出龈至达到咬合接触的全过程叫萌出。牙萌出的时间是指出龈的时间。牙萌出具有下列生理特点:①牙萌出有明确的时间和顺序。②下颌牙萌出时间常较上颌同名牙为早。③牙萌出都是左右对称同时萌出,如一对下颌中切牙同时萌出等。④女性稍早于男性。

**1.乳牙的萌出**

胚胎两个月,乳牙胚即已发生,5～6个月钙化。新生儿颌骨内已有20个乳牙胚。

乳牙于生后半岁左右开始萌出,约两岁半全部出齐。其萌出顺序约为:乳中切牙→乳侧切牙→第一乳磨牙→乳尖牙→第二乳磨牙,通常下颌牙萌出早于上颌同名牙。乳牙正常萌出过程受多种因素的影响,诸如牙胚发育状况,牙根及牙槽骨的生长,口周肌肉的作用以及全身内分泌因素的影响等,可使上述萌出顺序有所差异。但由于从乳牙萌出至替牙开始尚有一段较长的时间,因此乳牙萌出顺序异常,通常不会导致不良影响。

**2.恒牙的萌出**

胚胎4个月,第一恒磨牙胚即已发生,它是恒牙中最早发生的牙胚。胚胎5～6个月,恒切牙及尖牙的牙胚即发生。胚胎10个月,前磨牙的牙胚发生。新生儿第一恒磨牙胚已钙化。3～4个月切牙胚已钙化。16～18个月第一前磨牙胚钙化。20～24个月第二前磨牙胚钙化。在5岁以前,尖牙胚及第二磨牙胚均已钙化,第三磨牙胚发生。

儿童6岁左右,在第二乳磨牙的远中部位,萌出第一个恒牙即第一磨牙,不替换任何乳牙。6～7岁至12～13岁,乳牙逐渐为恒牙所替换,此段时期称为替牙殆期。12～13岁以后,称为恒牙殆期。

恒牙萌出较乳牙顺序略有不同:首先萌出者为第一恒磨牙,前磨牙更换乳磨牙的位置,磨牙则在乳磨牙的远中部位萌出。恒牙萌出亦有其顺序,上颌多为6－1－2－4－3－5－7或6－1－2－4－5－3－7;下颌多为6－1－2－3－4－5－7或6－1－2－4－3－5－7。第三磨牙萌出期很晚,在20岁左右,故又名智齿,也可终身不出,因此成人恒牙28～32个均属正常。

**(五)牙的组成部分**

**1.外部观察**

从外部观察,每个牙均可分牙冠、牙颈和牙根3部分。

(1)牙冠:有解剖牙冠和临床牙冠之分。解剖牙冠系牙釉质覆盖的部分,牙冠与牙根以牙颈为界。临床牙冠为牙体露于口腔的部分,牙冠与牙根以龈缘为界。正常健康人的牙,特别是青年人的牙冠,临床牙冠常小于解剖牙冠;老年人或有牙周病的牙,因牙龈萎缩,临床牙冠常大于解剖牙冠。大部分文献所称牙冠系指解剖牙冠而言。牙冠的外形随其功能而异。

(2)牙根:亦分为解剖牙根和临床牙根。解剖牙根系牙骨质覆盖的部分,牙根与牙冠以牙颈为界;临床牙根为牙体在口腔内不能见到的部分,牙根与牙冠以龈缘为界,其大小变化见上述牙冠部分。大部分文献所称牙根系指解剖牙根而言。牙因功能不同,其牙根的数目常有不同。前牙用以切割和撕裂食物,功能简单,故为单根。前磨牙用以捣碎食物,功能较为复杂,故为1～2根。磨牙用以磨细食物,功能更为复杂,故多为2～3根。牙根尖部有根尖孔,有牙髓神经、血管和淋巴管通过。

(3)牙颈:牙冠与牙根交界处为牙颈。因其呈线形,故又称颈线或颈缘。

**2.剖面观察**

通过牙体的纵剖面可见牙体由3种硬组织(牙釉质、牙骨质、牙本质)及一种软组织(牙髓)组成。

(1)牙釉质:是构成牙冠表层的硬组织,也是牙体组织中高度钙化最坚硬的组织,呈白色半透明状。

(2)牙骨质:是构成牙根表面的硬组织,色泽较黄。

(3)牙本质:是构成牙体的主质,位于牙釉质与牙骨质的内层,不如牙釉质坚硬,在其内层有一容纳牙髓的腔,称为牙腔。

(4)牙髓:是充满在牙腔中的蜂窝组织,内含血管、神经和淋巴管。

**(六)牙体一般应用名词及表面解剖标志**

**1.应用术语**

(1)中线:将颅面部平分为左右两等份的一条假想垂直线,该直线位于面部正中矢状面上,中线通过左右两眼之间、鼻尖和左右两中切牙的接触区。中线将牙弓分成左右对称的两部分。

(2)牙体长轴:为经过牙冠与牙根中心的一条假想直线。

（3）接触区：相邻两牙邻面的接触部位，称接触区或邻接区。

（4）外形高点：为牙体各轴面上最突出的部分。

（5）线角与点角：牙冠上两面相交处成一线，所成的角称线角；如前牙的近中面与唇面的交角称为近唇线角。后牙的近中面与颊面的交角称近颊线角。三面相交处成一点所成的角称点角。磨牙的近中面、颊面与𬌗面相交处称为近颊𬌗点角，前牙的近中面、唇面与切嵴所成的角称近唇切点角。

（6）牙体三等分：为了便于描述，常将牙体的轴面，在一个方向分为三等份，其中之一份称为1/3。如在垂直方向牙冠可分为切1/3、中1/3和颈1/3；牙根可分为颈1/3、中1/3和根尖1/3；在近远中方向牙冠可分为近中1/3、中1/3和远中1/3；在唇（颊）舌方向牙冠邻面则分为唇（颊）1/3、中1/3和舌1/3。

2.牙冠各面的名称

每个牙均有与牙体长轴大致平行的4个轴面，分别称为唇（颊）面、舌（腭）面、近中面和远中面；并有与牙体长轴基本垂直的𬌗面或切嵴。

（1）唇面或颊面：前牙牙冠靠近唇黏膜的一面称唇面，后牙牙冠靠近颊黏膜的一面称颊面。

（2）舌面或腭面：前牙或后牙牙冠靠近舌侧的一面均称舌面，上颌牙牙冠的舌面接近腭，故亦称腭面。

（3）近中面与远中面：凡牙冠面向中线的牙面称近中面，牙冠背向中线的称远中面，每个牙的牙冠均有一个近中面和一个远中面。近、远中面合称为邻面。

（4）𬌗面和切嵴：上下颌后牙相对而发生咀嚼作用的一面称为𬌗面。前牙无𬌗面，切端有切咬功能的嵴，称为切嵴。

3.牙冠表面解剖标志

（1）牙冠的突起部分。

牙尖：牙冠上近似锥体形、突出成尖的部分称牙尖。位于尖牙的切端，前磨牙和磨牙的𬌗面上。

切缘结节：初萌切牙切缘上圆形的隆突称切缘结节，随着牙的切磨逐渐消失。

舌面隆突：前牙舌面近颈缘部的半月形隆突起，称舌面隆突，系前牙的解剖特征之一。

嵴：牙冠上细长形的牙釉质隆起，均称为嵴。根据嵴的位置、形状和方向，可分为切嵴、轴嵴、边缘嵴、三角嵴、牙尖嵴、横嵴、斜嵴和颈嵴。①切嵴：为切牙切缘舌侧长条形的牙釉质隆起。②轴嵴：为轴面上从牙尖顶伸向牙颈的纵形隆起。

位于尖牙唇面者,称为唇轴嵴;位于后牙颊面者,称为颊轴嵴;位于尖牙及后牙舌面者,称为舌轴嵴。③边缘嵴:为前牙舌面近远中边缘及后牙𬌗面边缘细长形的牙釉质隆起。④三角嵴:为𬌗面牙尖两斜面汇合成的细长形的牙釉质隆起。每条三角嵴均由近中和远中两斜面汇合而成。⑤牙尖嵴:从牙尖顶分别斜向近、远中的嵴,称为牙尖嵴。尖牙的近、远中牙尖嵴组成切嵴;后牙颊尖和舌尖的近、远中牙尖嵴,分别组成颊𬌗边缘嵴和舌𬌗边缘嵴。⑥横嵴:为𬌗面相对牙尖两三角嵴相连、横过𬌗面的细长形牙釉质隆起,为下颌第一前磨牙𬌗面的重要解剖特征。⑦斜嵴:𬌗面斜形相对的两牙尖三角嵴相连,称为斜嵴。为上颌第一磨牙重要的解剖标志。⑧颈嵴:牙冠唇、颊面沿颈缘部位、微显突起的细长形的牙釉质隆起,称为颈嵴。在唇面者称为唇颈嵴;在颊面者称为颊颈嵴。

(2)牙冠的凹陷部分。

沟:位于牙冠的轴面及𬌗面,介于牙尖和嵴之间,或窝的底部的细长凹陷部分,略似山间的溪流。①发育沟:为牙生长发育时,两生长叶相连所形成的明显而有规则的浅沟。②副沟:除发育沟以外的任何沟都称副沟,其形态不规则。③裂:钙化不全的沟称为裂,常为龋病的好发部位。

点隙:为 3 条或 3 条以上发育沟的汇合处所成的点状凹陷。该处牙釉质若钙化不全,则成为点隙裂。裂沟和点隙裂均是龋的好发部位。

窝:牙冠舌面及𬌗面上不规则的凹陷,称为窝。如前牙舌面的舌窝、后牙𬌗面的中央窝等。

(3)斜面:组成牙尖的各面,称为斜面。两斜面相交成嵴,四斜面相交则组成牙尖的顶,各斜面依其在牙尖的位置而命名,如尖牙牙尖的斜面有近唇斜面、远唇斜面、近舌斜面和远舌斜面。

(4)生长叶:牙发育的钙化中心称为生长叶,其交界处为发育沟,多数牙是由 4 个生长叶发育而成,部分牙是由 5 个生长叶发育而成。

**二、牙体内外形态解剖及生理**

**(一)牙的外形**

1.恒牙的外形

恒牙共有 32 个,上下颌各 16 个。因牙的形态和功能不同,依次分为切牙、尖牙、前磨牙和磨牙 4 种类型 16 种。

(1)切牙组:切牙位于口腔前部,包括上颌中切牙、上颌侧切牙、下颌中切牙及下颌侧切牙。切牙组的共同特点:①上颌切牙体积较下颌切牙大。②牙冠由唇面、舌面、近中面、远中面 4 个面和一个切嵴组成。③牙冠唇、舌面呈梯形,在唇面切 1/3 处有两条纵形发育沟。舌面中央有舌面窝,颈 1/3 处突出即称舌面隆突。④牙冠邻面呈三角形,接触区均位于近切角处。⑤牙根为单根,较直,根尖段略偏远中。

上颌中切牙:为切牙中体积最大、前牙中近远中径最宽、牙弓中位置最靠前的牙。①唇面:略呈梯形,切颈径大于近远中径。切 1/3 和中 1/3 较平坦,颈 1/3 较突出为唇颈嵴。切 1/3 可见两条发育沟,近中缘和切缘较直,远中缘及颈缘较突。切缘与近中缘相交而成的近中切角近似直角,与远中缘相交而成的远中切角略为圆钝,借以区分左右。新萌出者切缘可见 3 个切缘结节。牙冠唇面形态可分为卵圆形,尖圆形和方圆形,常与人的面型相协调。②舌面:较唇面为小,中央凹陷成窝称舌窝,周边围以突起的嵴,在牙颈部者称舌面隆突,靠近中缘者称近中边缘嵴,靠远中缘者称远中边缘嵴,在切端位于切缘舌侧者称为切嵴。③邻面:近中面似三角形,顶为切端,底为颈缘,呈"V"字形。接触区在切 1/3 靠近切角。远中面似近中面但稍短而圆突。接触区在切 1/3 距切角稍远。④切嵴:切端唇侧较平,舌侧圆突成嵴,称切嵴,与下颌牙的切嵴接触时,能发挥切割功能。侧面观察,切嵴在牙体长轴的唇侧。⑤牙根:为单根,粗壮较直,唇侧宽于舌侧,牙根向根尖逐渐缩小,根长较冠长稍长,亦有根长短于冠长者或偶见牙根弯向唇侧、舌侧和远中唇侧者。牙根颈部横切面为圆三角形。

上颌侧切牙:为切牙中唇面最突、舌窝最深、远中切角最为圆钝者。①唇面:较上颌中切牙者窄小、圆突,近中缘稍长,远中缘较短,与切缘弧形相连,因而切缘明显斜向远中。近中切角似锐角,远中切角呈圆弧形。②舌面:边缘嵴较中切牙者显著,舌窝窄而深,有时有沟越过舌面隆突的远中,延续到根颈部成为裂沟,为龋病的好发部位。③邻面:略呈三角形,近远中接触区均在切 1/3,距切角稍远。④切嵴:向远中舌侧倾斜度较中切牙大,似与远中面连续。⑤牙根:单根,较中切牙者细而稍长,根长大于冠长,颈横切面为卵圆形。上颌侧切牙的变异形态较多,如呈锥形或先天缺失者。

下颌中切牙:下颌中切牙是全口牙中体积最小、形态最为对称、离体后较难区分左右者。下颌中切牙的形态特点如下所述。①牙冠:下颌中切牙牙冠宽度约为上颌中切牙者的 2/3。②唇面:狭长且光滑平坦,切颈径明显大于近远中径,近中缘与远中缘约对称,近中切角与远中切角约相等,切缘平直,离体后较难区分左右。③舌面:近远中边缘嵴微突,舌面窝浅。④邻面:约呈三角形,近远中接触区均在切 1/3 靠近切角。⑤牙根:单根形扁,远中面的长形凹陷,较近中面者略深,可作为鉴别左右的参考。根中 1/3 横切面呈葫芦形。

下颌侧切牙:下颌侧切牙与下颌中切牙相似,但有下列特点。①下颌侧切牙的牙冠较下颌中切牙稍宽。②唇面:切缘略向远中倾斜,远中切角较近中切角圆钝。③邻面:约呈三角形,近中接触区在切 1/3 靠近切角,远中接触区在切 1/3 距切角稍远。④牙根:为单根,形扁圆,较下颌中切牙者稍长,根尖偏向远中。

上颌切牙与下颌切牙的区别:①上颌切牙的牙冠宽大,唇面发育沟明显;下颌切牙的牙冠窄小,唇面光滑,发育沟不明显。②上颌切牙的舌面边缘嵴明显,舌窝较深;下颌切牙的舌面无明显边缘嵴,舌窝较窄浅。③侧面观,上颌切牙的切嵴在牙体长轴的唇侧;下颌切牙的切嵴靠近牙体长轴。④上颌切牙牙根粗壮而直;下颌切牙牙根窄而扁,近远中面凹陷呈沟状。

(2)尖牙组:尖牙位于侧切牙的远中,包括上颌尖牙和下颌尖牙。尖牙的共同特点:①牙冠由唇面、舌面、近中面、远中面 4 个面和一个牙尖组成。②唇、舌面似圆五边形,唇轴嵴将唇面分成两个斜面,舌轴嵴将舌面分成两个舌面窝。③邻面呈三角形,较厚,唇颈嵴和舌面隆突显著。④牙尖均偏近中。⑤牙根粗壮,单根,根尖段偏远中。

上颌尖牙:为全口牙中牙体和牙根最长、牙尖最大的牙。①唇面:似圆五边形,其五边由近中缘、近中斜缘、远中斜缘、远中缘和颈缘组成。其中近中斜缘短,与近中缘相连形成近中切角;远中斜缘长,与远中缘相连形成远中切角。初萌出的尖牙,近、远中斜缘在牙尖顶处相交约呈 90°。唇面中部有突起的唇轴嵴,由牙尖顶伸至颈 1/3,将唇面分为近唇斜面和远唇斜面。唇轴嵴两侧各有一条发育沟。外形高点在中 1/3 与颈 1/3 交界处的唇轴嵴上。②舌面:较唇面稍小,远中边缘嵴较近中边缘嵴短而突。近中牙尖嵴短,远中牙尖嵴长。舌面隆突显著,由牙尖至舌面隆突有一纵嵴称舌轴嵴,将舌窝分成近中舌窝和远中舌窝。③邻面:似三角形,远中面比近中面更为突出且短小。近中接触区距近中牙尖嵴较近,远中接触区则距远中牙尖嵴稍远。④牙尖:牙尖由 4 个嵴和 4 个斜面组成。4 个嵴为唇轴嵴、舌轴嵴、近中牙尖嵴、远中牙尖嵴,4 个斜面即近唇斜面、远唇斜面、近舌斜面和远舌斜面。4 个牙尖嵴汇合成牙尖顶,牙尖顶偏近中。⑤牙根:单根,形粗壮,唇舌径大于近远中径,根长约为冠长的两倍,根颈横切面为卵圆三角形。根尖弯向远中。

下颌尖牙:似上颌尖牙,但有下列特点。①下颌尖牙较上颌者窄而薄,牙冠窄而细长,近远中径较上颌尖牙者小,故牙体显得细长。②牙冠唇面为狭长五边形,切颈径明显大于近远中径。唇颈嵴、唇轴嵴及发育沟不如上颌尖牙者明显。

唇面近中缘最长,约与牙体长轴接近平行,远中缘较短,切缘由近、远中斜缘组成。近中斜缘短,远中斜缘长,两者长度约为1：2,近、远中斜缘的交角＞90°。唇面观察下颌尖牙牙冠与牙根两者的近中缘相续约呈直线。③舌面小于唇面,略凹,舌轴嵴不如上颌尖牙者明显,在切1/3处较突。外形高点在舌面隆突。④邻面观察下颌尖牙牙冠与牙根两者的唇缘相连约呈弧线。⑤牙尖不如上颌尖牙者显突,牙尖顶明显偏近中。⑥牙根为单根,扁圆细长,近、远中根面有浅的长形凹陷。根颈1/3处横切面呈扁圆形。根尖偏向远中。

上颌尖牙与下颌尖牙的区别:①上颌尖牙体积较大,牙冠宽大;下颌尖牙体积较小,牙冠窄长。②上颌尖牙唇颈嵴、唇轴嵴、舌轴嵴和舌面隆突较明显,舌窝较深;下颌尖牙唇颈嵴、唇轴嵴、舌轴嵴和舌面隆突不很明显,舌窝较浅。③上颌尖牙近中缘自颈缘至切缘向近中展开;下颌尖牙近中缘与牙根近中缘相连成直线。④上颌尖牙近中斜缘与远中斜缘相交近似直角;下颌尖牙者成钝角。⑤上颌尖牙牙尖顶偏近中;下颌者明显偏近中。⑥上颌尖牙冠、根的唇缘相连不成弧线;下颌尖牙冠、根的唇缘相连成弧线。⑦上颌尖牙牙根粗长,颈横切面成卵圆三角形;下颌尖牙牙根细长,颈横切面成扁圆形。

(3)前磨牙组:前磨牙又称双尖牙,位于尖牙与磨牙之间,包括上颌第一前磨牙、上颌第二前磨牙、下颌第一前磨牙与下颌第二前磨牙。

前磨牙的共同特点:①牙冠呈立方形,由颊面、舌面、近中面、远中面及𬌗面组成。②颊面显突,颊轴嵴明显;舌面圆弧,舌轴嵴不明显。邻面似四边形。③𬌗面有颊、舌2个牙尖或3个牙尖(下颌第二前磨牙有三尖型者),颊尖长而尖锐,舌尖低而圆钝。两尖的三角嵴自牙尖顶至面中央,将𬌗面分成近中窝、远中窝,有发育沟、点隙分布。④牙根一般为单根,扁圆形,根尖段偏远中。

上颌第一前磨牙:上颌第一前磨牙为前磨牙中体积最大、颊尖偏向远中和有近中沟(由近中点隙越过近中边缘嵴至近中面者)。①颊面:与尖牙唇面相似但较短小,颊面中部有纵行的颊轴嵴,颊尖是前磨牙中唯一偏向远中者。外形高点在颈1/3的颊颈嵴上。②舌面:小于颊面,似卵圆形,光滑而圆突,舌尖偏向近中,较颊尖短小、圆钝。外形高点在中1/3。③邻面:约呈四边形,近远中接触区均靠𬌗缘偏颊侧。近中面近颈部明显凹陷,有沟从𬌗面近中边缘嵴跨过至近中面的𬌗1/3处。④𬌗面:外形为轮廓显著的六边形,颊边宽于舌边。边缘嵴由近、远中边缘嵴和颊、舌尖的近远中牙尖嵴围成。𬌗面有颊舌两尖,颊尖长大锐利,舌尖较短小圆钝。从颊、舌尖顶分别有伸向𬌗面中央的三角嵴,分别称为颊尖三角嵴和舌尖三角嵴。𬌗面中央低下称为中央窝,窝的周边由近、远𬌗边缘嵴和颊、舌尖的近、远中牙尖嵴围成,窝底有近远中向的中央沟,其两端为近远中点隙。由近中点隙越过近中边缘嵴至近中面的沟,称近中沟,为上颌第一前磨牙的特有解剖标志。⑤牙根:形扁,多在牙根中部或根尖 1/3 处分为颊舌两根。颊根长于舌根,根的近远中面较平,自颈缘以下至根分叉处有沟状凹陷。远中面的沟较近中面者深。少数为单根,其近中面的沟长,约占根长的大部分。根尖偏向远中。

上颌第二前磨牙:似上颌第一前磨牙,但有下列特点。①上颌第二前磨牙的𬌗面较对称,轮廓不如上颌第一前磨牙者锐突,牙尖较圆钝。②上颌第二前磨牙的颊面颈部较上颌第一前磨牙者宽,𬌗缘两牙尖嵴交角所成的颊尖圆钝,偏向近中,发育沟不明显,颊轴嵴圆钝。③邻面仍呈四边形,近远中接触区仍在近𬌗缘偏颊侧。但近中面颈部少有凹陷,亦无沟越过近中边缘嵴至近中面。④𬌗面颊缘与舌缘宽度相近,𬌗面诸角较圆钝,颊舌尖的高度、大小相近,颊舌两尖均偏近中。中央窝浅而窄,无沟跨过近中边缘嵴至近中面。中央沟较短,近远中点隙相距亦较近。⑤上颌第二前磨牙多为扁形单根,牙根多不分叉。

下颌第一前磨牙:下颌第一前磨牙为前磨牙中体积最小、颊舌尖高度差别最大、𬌗面有横嵴者,其特点如下所述。①颊面:颊面向舌侧倾斜显著。颊尖高耸、长大尖锐,偏向近中。颊轴嵴在颈 1/3 处显突,颊颈嵴呈新月形,外形高点位于颈 1/3 处。②舌面:舌面较短小,仅及颊面的 1/2。舌尖明显小于颊尖。③邻面:近远中接触区均靠𬌗缘偏颊侧。④𬌗面:呈卵圆形,最大特点是颊尖长大而舌尖很小,两尖均偏近中。颊尖三角嵴与舌尖三角嵴相连而成横嵴,为该牙的重要解剖标志。横嵴越过𬌗面,将𬌗面分成较小的三角形近中窝,与较大的长圆形远中窝。⑤牙根:单根,扁而细长,颊侧宽于舌侧。根尖略为弯向远中。近中面的根尖部常有分叉痕迹。

下颌第二前磨牙:牙冠。外形方圆,牙冠𬌗颈高度、颊舌厚度和近远中宽度相近,舌面与颊面大小约相等。颊面颈部较下颌第一前磨牙者稍宽,颊轴嵴较圆。舌面与颊面大小相近,若为两舌尖者,则舌面宽于颊面,两尖之间有舌沟通过,近中舌尖大于远中舌尖。邻面近远中接触区均靠𬌗缘偏颊侧。𬌗面呈圆形或卵圆形。𬌗面的发育沟有 3 种形态:呈"H"形者,约占 43%;呈"U"形者,约占 26%,上述两型为二尖型;呈"Y"形者,约占 31%,为三尖型。𬌗面中央有时可见一小牙尖,称中央尖或畸形中央尖,易磨损使牙腔暴露,引起牙髓炎或根尖周炎。中央尖可见于诸前磨牙,但以下颌第二前磨牙多见。牙根:单根,扁圆,近中面无分叉痕迹。

上颌前磨牙与下颌前磨牙的区别：①上颌前磨牙的牙冠较直,略偏牙体长轴的颊侧;下颌前磨牙的牙冠向舌侧倾斜。②上颌前磨牙的牙冠颊舌径大于近远中径,牙冠较狭长;下颌前磨牙的牙冠,颊舌径与近远中径相近,牙冠方圆。

(4)磨牙组:磨牙担负着咀嚼的主要任务,位于前磨牙的远中,包括上颌第一、二、三磨牙和下颌第一、二、三磨牙。上、下、左、右共 12 个,牙体由第一磨牙至第三磨牙依次渐小。磨牙的牙冠体积大,殆面亦大,有 4～5 个牙尖,牙根一般为 2～3 根。

上颌第一磨牙:上颌第一磨牙约 6 岁即出现于口腔,故又名六龄牙。①颊面:略呈梯形,近远中宽度大于殆颈高度,近中缘长而直,远中缘稍短而突,殆缘长于颈缘,殆缘由近、远中颊尖的4 条牙尖嵴连续组成。近中颊尖略宽于远中颊尖,二尖间有颊沟通过,约与颊轴嵴平行,近中颊尖的颊轴嵴显著。外形高点在颈 1/3。②舌面:大小与颊面相近或稍小,殆缘由近、远中舌尖的 4 条牙尖嵴组成。近中舌尖宽于远中舌尖,二尖间有远中舌沟通过。舌轴嵴不明显,外形高点在中 1/3。少数近中舌尖的舌侧有第五牙尖,又称卡氏尖。第五牙尖的尖顶既不达殆面也无髓角,故称其为结节更恰当。③邻面:近、远中面约为四边形,颊舌面厚度大于殆颈高度,颈部平坦,外形高点在殆 1/3 处。近中接触区靠殆缘偏颊侧;远中接触区靠殆缘中 1/3 处。④殆面:呈斜方形,结构复杂。殆面的边缘嵴、牙尖、三角嵴与斜面、窝、点隙及沟描述如下。边缘嵴:殆面的四边为颊殆边缘嵴、舌殆边缘嵴、近殆边缘嵴和远殆边缘嵴围成。颊殆边缘嵴由近、远中颊尖的4 个牙尖嵴构成,即近中颊尖的近、远中牙尖嵴及远中颊尖的近、远中牙尖嵴;舌殆边缘嵴由近、远中舌尖的4 个牙尖嵴构成,即近中舌尖的近、远中牙尖嵴和远中舌尖的近、远中牙尖嵴。近殆边缘嵴短而直,远殆边缘嵴稍长。近颊殆角及远舌殆角为锐角;远颊殆角及近舌殆角为钝角。牙尖:一般为 4 个,即近中颊尖、远中颊尖、近中舌尖和远中舌尖,颊侧牙尖较锐,舌侧牙尖较钝,近中舌尖是 4 个牙尖中最大者,是上颌第一磨牙的主要功能尖,远中舌尖则是其中最小者。三角嵴:每一牙尖均有一个三角嵴:近中颊尖三角嵴由其牙尖顶斜向舌侧远中至殆面中部;远中颊尖三角嵴由其牙尖顶斜向舌侧近中至殆面中部;近中舌尖三角嵴由其牙尖顶端斜向颊侧远中至殆面中部;远中舌尖三角嵴由其牙尖顶端斜向颊侧近中至殆面中部。由远中颊尖三角嵴与近中舌尖三角嵴相连成嵴,称为斜嵴,为上颌第一磨牙的解剖特征。斜面:每一牙尖均有 4 个斜面,颊尖的颊斜面无咬合接触,但颊尖的舌斜面、舌尖的颊斜面和舌斜面均有咬合接触。窝及点隙:殆面的中部凹陷成窝,由殆面斜嵴将殆面分为近中窝及远中窝。近中窝较大,位于斜嵴与近殆边缘嵴之间,约占殆面近中的 2/3,又名中央窝,窝内有中央点隙;远中窝较小,位于斜嵴与远殆缘嵴之间,约占殆面远中的 1/3。沟:颊沟自中央点隙伸向颊侧,在两颊尖之间经颊殆边缘嵴而至颊面;近中沟自中央点隙伸向近中,止于近殆边缘嵴之内。远中舌沟一端至远中边缘嵴内,另一端经两舌尖之间越过舌殆边缘嵴至舌面。⑤牙根:由 3 根组成,一舌根在舌侧,两颊根分别称为近中颊根和远中颊根。近中颊根位于牙冠近中颊侧颈部之上,根的近远中面皆平,颊面宽于舌面;远中颊根位于牙冠远中颊侧颈部之上,较近中颊根短小;舌根位于牙冠舌侧颈部之上,为 3 根中之最大者,其颊舌两面较宽且平,舌面有沟。两颊根之间相距较近,颊根与舌根之间分开较远,3 根之间所占面积较大,故有利于牙的稳固。牙根未分叉的部分叫根干或称根柱。

上颌第二磨牙:似上颌第一磨牙,但有下列特点。①牙冠较上颌第一磨牙为窄。②牙冠颊面自近中向远中面舌侧的倾斜度大于第一磨牙。远中颊尖明显缩小。③近中舌尖占舌面的大部分,极少有第五牙尖。④殆面斜嵴不如第一磨牙明显,有远中沟越过,有的上颌第二磨牙殆面无斜嵴可见。⑤牙根数目与上颌第一磨牙相同,但根之间分叉度比较小,且向远中偏斜。少数牙根愈合成两根,即近中颊根或远中颊根与舌根愈合,或近、远中颊根愈合,使原有的 3 根愈合成两根;极少数为近、远中根和舌根相互愈合。

上颌第三磨牙:①该牙的形态变异最多,其规则形态与上颌第二磨牙相似,但牙冠较小,根较短,牙冠各轴面中 1/3 较圆突,外形高点在中 1/3 处。②远中舌尖很小甚或缺如,故颊面宽而舌面窄,殆面呈圆三角形。有时牙尖多而界限不明显,殆面副沟多。③牙根多合并成一锥形根。但根的数目和形态变异很大。④其变异形态有前磨牙型、多尖型及多根型。

下颌第一磨牙:下颌第一磨牙为恒牙中萌出最早、殆面尖、嵴、沟、窝、斜面最多的牙。①颊面:约呈梯形,近远中径大于殆颈径。殆缘长于颈缘,近中缘直,远中缘突。殆缘可见近中颊尖、远中颊尖和远中尖的半个牙尖,分别有颊沟和远颊沟分隔。近中颊尖与远中颊尖的颊轴嵴与颊沟平行,远中尖的颊轴嵴不显著。颊颈嵴与颈缘平行。外形高点在颈 1/3。②舌面:亦呈梯形,较颊面小而光滑圆突。殆缘可见近、远中舌尖,舌沟从两舌尖间越过。无明显轴嵴,外形高点在中 1/3。③邻面:约呈四边形,牙冠倾向舌侧,颊尖低于舌尖。近中接触区在近殆缘偏颊侧;远中接触区在靠近殆缘中 1/3 处。远中面小于近中面。由近中面颊缘与颈缘构成的颊颈角和由舌缘与殆缘构成的舌殆角均较锐。④殆面:略呈长方形,形态复杂。殆面的边缘嵴、牙尖、三角嵴与斜面、窝、点隙及沟描述如下。边缘嵴:𬌗缘由 4 条边缘嵴围成,颊𬌗边缘嵴长于舌𬌗边缘嵴,近𬌗边缘嵴较长且直,远𬌗边缘嵴较短且突。牙尖:可见 5 个牙尖。近、远中颊尖短而圆,近、远中舌尖长而尖,远中尖最小位于颊面与远中面交界处。三角嵴:𬌗面 5 条牙尖三角嵴朝向中央窝,其中以远中颊尖三角嵴最长,远中尖三角嵴最短。斜面:舌尖的舌斜面与对𬌗牙无咬合接触。颊尖和远中尖的颊斜面和舌斜面及舌尖的颊斜面与对𬌗牙均有咬合接触。窝及点隙:中央窝位于𬌗面二近中牙尖三角嵴的远侧及远𬌗边缘嵴近侧,窝内有中央点隙。在近𬌗边缘嵴的内侧有较小的三角形近中窝,窝内有近中点隙。沟:共计 5 条发育沟,其中颊沟由中央点隙伸向颊侧,经近中颊尖与远中颊尖之间至颊面;舌沟由中央点隙经两舌尖之间至舌面;近中沟由中央点隙伸向近中,止于近𬌗边缘嵴之内;远中沟由中央点隙伸向远中,止于远𬌗边缘嵴之内;远中颊尖与远中尖之间有一条远颊沟,从远中沟上分出,向远颊方向至颊面。⑤牙根:双根,扁而厚,根干短。近中根较远中根稍大,近中根的近、远中根面有较深的长形凹陷,根尖弯向远中;远中根的长形凹陷仅见于其近中根面,根尖亦弯向远中。有时远中根分为颊、舌两根,远中舌根短小弯曲。

下颌第二磨牙:牙冠。𬌗面可分为 4 尖型和 5 尖型。4 尖型者无远中尖,又可分两种类型:①𬌗面 4 条发育沟呈"十"形分布,即颊沟、舌沟、近中沟和远中沟,整个𬌗面似"田"字形,为 4 尖型的主要类型,约占 50%。②另一类发育沟呈"X"形分布,此型约占 5%。5 尖型约占 45%,与下颌第一磨牙相似,具有 5 个牙尖,但稍小,离体后两者不易区别。牙根:近远中根相距较近,皆偏远中,有时聚成一锥体形。极少数分叉为 3 根,即近中颊根、近中舌根和远中根。少数牙近、远中根颊侧融合,舌侧仍分开,牙根横断面呈"C"形,故称为"C"形根。

下颌第三磨牙:①为全口牙中形态、大小和位置变异较多者之一。②𬌗面 5 尖者似下颌第一磨牙,4 尖者似下颌第二磨牙。③牙冠各轴面光滑,外形高点在牙冠中 1/3 处。𬌗面牙尖、嵴、窝不清晰,副沟多。④牙根常融合成锥形,也有分叉成多根者。

上颌磨牙与下颌磨牙的区别:①上颌磨牙的牙冠𬌗面呈斜方形,颊舌径大于近远中径;下颌磨牙的牙冠𬌗面呈长方形,近远中径大于颊舌径。②上颌磨牙的牙冠较直;下颌磨牙的牙冠倾向舌侧。③上颌磨牙的颊尖锐而舌尖钝;下颌磨牙的舌尖锐而颊尖钝。④上颌磨牙多为 3 根;下颌磨牙多为双根。

### 2.乳牙外形

乳牙共 20 个,上、下颌各 10 个,位于中线两侧,左右成对排列,由中线向远中依次分为乳切牙、乳尖牙和乳磨牙。乳牙与恒牙比较,无乳前磨牙。除下颌第一乳磨牙的形态较特殊外,其余乳牙的形态与恒牙相似。

乳牙具有下列特点:①乳牙体积小,牙冠短而宽,乳白色。②乳牙颈部缩窄,唇颈嵴、颊颈嵴明显突出。殆面缩窄,冠根分明。③宽冠窄根是乳前牙的特点,但上颌乳中切牙为宽冠宽根,根尖弯向唇侧。④上颌乳尖牙近中牙尖嵴长于远中牙尖嵴,是乳尖牙和恒尖牙中唯一牙尖偏向远中者。⑤下颌第二乳磨牙3个颊尖等大。

**3.牙体形态的生理意义**

牙体形态和生理功能是密切相关的,形态结构是功能活动的物质基础。现将牙体形态的生理意义分述如下。

(1)牙冠形态的生理意义。

切端及殆面形态的生理意义:切牙的切嵴具有切割食物的功能。尖牙的牙尖具有穿透和撕裂食物的作用。前磨牙和磨牙殆面有凸形结构,即牙尖、三角嵴、斜面和边缘嵴;并有凹形结构:窝及发育沟。咀嚼时,上下颌后牙殆面凸形结构与凸形结构接触可压碎食物;凸形结构与凹形结构接触可磨细食物。上下颌后牙殆面牙尖与窝接触,可保持上下颌牙殆关系稳定。殆面组成三角嵴的两斜面,咀嚼时既可磨细食物,又可在上下颌牙接触时,下颌牙沿上颌牙尖的斜面运动,以便进入牙尖交错位。边缘嵴的作用是将食物局限在殆面窝内,以便对颌牙尖进行捣碎和磨细。发育沟如舌沟或颊沟是磨细食物溢向固有口腔或口腔前庭的通道。

牙冠轴面突度的生理意义:①牙冠唇、颊、舌面突度的生理意义。前牙唇舌面及后牙颊面的突度均在颈1/3,后牙舌面的突度则在中1/3。咀嚼时,牙冠的正常突度,可使部分咀嚼过的食物擦过牙龈表面,起着按摩作用,促进血液循环,有利于牙龈的健康。若牙冠突度过小或平直,食物经过该处将给牙龈过大的压力;反之,若牙冠突度过大,食物经过该处则不能触及牙龈,均不利于龈组织的健康。牙冠颈1/3的突度,还可扩展龈缘,使其紧张有力。②牙冠邻面突度的生理意义。前牙及后牙邻面突度分别在切1/3和殆1/3处,相邻两牙借邻接点相接,邻接点因磨耗呈小面,称为接触区。前牙接触区呈椭圆形,切颈径大于唇舌径,近中面者靠近切角,远中面者距切角稍远。后牙接触区亦呈椭圆形,颊舌径大于殆颈径。第一、二前磨牙近远中面接触区及第一磨牙近中面接触区均在近殆缘偏颊侧。第一磨牙远中面接触区、第二磨牙近远中面接触区及第三磨牙近中接触区均在近殆缘中1/3处。在正常接触区的周围均有呈"V"字形的空隙,称为楔状隙或外展隙。在唇(颊)、舌侧者分别称为唇(颊)楔状隙或舌楔状隙;在切、𬌗方者,分别称为切楔状隙或𬌗楔状隙;在龈方者称为邻间隙,有龈乳头充满,可保护牙槽骨和牙冠邻面。

正常的牙邻接,不仅可防止食物嵌塞,免使龈乳头受压萎缩及牙槽突降低,而且可使牙及𬌗关系稳定、牙弓完整,有利于咀嚼,对颞下颌关节、咀嚼肌和牙周组织的健康均具有重要意义。

(2)牙根形态的生理意义:牙根在牙槽窝的稳固是保证牙冠行使其生理功能的前提,稳固的牙根又与其形态密切相关,如多根牙较单根牙稳固,长根牙较短根牙稳固,粗根牙较细根牙稳固,扁根牙较圆根牙稳固,根尖所占面积大于𬌗面者稳固等。如上颌第一磨牙,牙根多、根形扁、根尖所占面积大于𬌗面,因而是全口牙中最稳固的牙,又如上颌尖牙,牙根粗长,故较其他单根牙稳固。

### (二)牙髓腔解剖

牙髓腔是位于牙体内部的一个与牙体外形相似,同时又显著缩小的空腔,简称牙腔。位于牙体中部,周壁除根尖孔(有的牙尚有副孔和/或侧孔)外,其余绝大部分均被坚硬的牙本质所包被,牙腔内充满牙髓。牙腔的形状与牙体外形基本相似,但体积却显著缩小。

1.牙腔各部名称

(1)髓室:牙腔朝向牙冠的一端扩大成室,称为髓室。牙腔位于牙冠及牙根颈部的部分,其形状与牙冠的外形相似。前牙髓室与根管无明显界限;后牙髓室呈立方形,分顶、底及四壁,是牙腔中较宽阔的部分。①髓室顶与髓室底:与𬌗面或切嵴相对应的髓室壁称髓室顶,与髓室顶相对应的髓室壁名髓室底,两者之间的距离称为髓室高度。②髓室壁:与牙体轴面相对应的牙腔牙本质壁分别称近中髓壁、远中髓壁、颊侧髓壁和舌侧髓壁。亦有将髓室顶和髓室底列入髓室壁者,则髓室共有六壁。③髓角:为髓室伸向牙尖突出成角形的部分,其形状、位置与牙尖的高度相似。髓角与𬌗面的距离因年龄而异。乳牙与刚萌出不久的恒牙髓室大,髓角至𬌗面的距离近;老年人由于牙腔增龄变化,牙腔内径变小,髓角变低,𬌗面至髓角的距离变大。④根管口:为髓室底上髓室与根管的移行处。

(2)根管系统:是牙腔除髓室以外的管道部分,包括根管、管间吻合、根管侧支、根尖分歧、根尖分叉及副根管,它们共同组成根管系统。

根管为位于牙根内的那部分牙腔。任何一个牙的牙冠及牙根颈部内仅有一个髓室,而每个牙根内却不一定只有一个根管。通常一个较圆的牙根内有一个与其外形相似的根管,但一个较扁的牙根内,则可能有1个根管、2个根管或混合形式,偶可见一个牙根内有3个根管者。

**2.牙腔的增龄变化及病理变化**

牙腔的形态随年龄的增长不断变化。乳牙的牙腔从相对比例看较恒牙者大,青少年恒牙的牙腔又比老年者大,表现为髓室大,髓角高、根管粗、根尖孔亦大。随年龄的增长,牙腔内壁有继发性牙本质沉积,使牙腔的体积逐渐减小,髓角变低,根管变细,根尖孔窄小,有的牙腔部分或全部钙化阻塞。髓室增龄变化的继发性牙本质沉积方式因牙位而不同,上颌前牙继发性牙本质主要沉积在髓室舌侧壁,其次为髓室顶。磨牙主要沉积在髓室底,其次为髓室顶和侧壁。因此,老年人恒牙髓室底常为凸起形,而年轻人多为扁平状。此外,牙腔病理性变化,如因外伤、酸腐、龋病或非功能性磨损等致牙本质暴露,在受伤处相对的牙腔壁上形成修复性牙本质,使牙腔缩小。

**3.恒牙牙腔形态**

(1)切牙的牙腔形态:与相应的牙体外形相似,髓室与根管无明显界限,其特点是根管多为单根管,根尖孔多位于根尖顶。

(2)尖牙的牙腔形态:与相应的牙体外形相似,髓室与根管无明显界限,其特点是根管多为单根管,根尖孔多位于根尖顶。

(3)上颌前磨牙的牙腔形态:上颌前磨牙的髓室类似立方形,颊舌径大于近远中径,髓室位于牙冠颈部及根柱内。髓室顶形凹,最凹处约与颈平齐。髓室顶上有颊舌两个髓角,牙根内有1~2个根管。

(4)下颌前磨牙的牙腔形态:下颌前磨牙髓室顶上有颊、舌两个髓角,髓室向下多与单根管相通。

(5)上颌磨牙的牙腔形态:上颌磨牙的牙腔似立方形,髓室顶上有4个髓角与相应的牙尖斜相对应,髓室底上可见3~4个根管口,与相应的根管相通。

(6)下颌磨牙的牙腔形态:与上颌磨牙一样,髓室较大呈大立方形,根管亦多而复杂,大多有5个髓角,一般有2~3个或更多的根管口。

**4.乳牙牙腔形态**

乳牙的牙腔形态虽与乳牙的外形相似,但按牙体比例而言,乳牙牙腔较恒牙者为大,表现为髓室大、髓壁薄、髓角高、根管粗、根管方向斜度较大,根尖孔亦大。

乳前牙牙腔与其牙冠外形相似,根管多为单根管,偶见下颌乳切牙根管分为唇、舌向两根管。乳磨牙髓室较大,通常均有3个根管:上颌乳磨牙有2个颊侧根管,一个舌侧根管;下颌乳磨牙有2个近中根管,1个远中根管。下颌第二乳磨牙有时可出现4个根管,其分布为近中2个根管,远中2个根管。

# 第二节 牙列、殆与颌位解剖生理

## 一、牙列

上下颌牙的牙根生长在牙槽窝内,其牙冠按照一定的顺序、方向和位置彼此邻接,排列成弓形,称为牙列或牙弓。上颌者称为上牙列(弓),下颌者称为下牙列(弓)。

### (一)牙列分型

**1.按照构成牙的类别分型**

按照构成牙的类别分型,牙列可以分为恒牙列、乳牙列和混合牙列。

**2.按照牙列形态特征分型**

从殆面对牙列的形态进行观察分析,可见牙列的形态尽管有其一定的规律,但个体之间并不完全相同。根据 6 个前牙的排列情况,可将牙列分为 3 种基本类型。

(1)方圆型:上、下牙列中 4 个切牙的切缘连线略直,弓形牙列从尖牙的远中才开始弯曲向后。

(2)尖圆型:自上颌侧切牙即明显弯曲向后,弓形牙列的前牙段向前突出非常明显。

(3)椭圆型:介于方圆型与尖圆型之间,弓形牙列自上颌侧切牙的远中开始,向后逐渐弯曲,使得前牙段较圆突。

**3.按照牙列中牙的排列情况分型**

可大致分为正常牙列和异常牙列。

### (二)牙列的生理意义

正常牙列的外形是连续、规则和整齐的,每个牙齿的牙槽窝也是规范的。牙与牙紧密邻接,互相支持,使全牙列成为一个整体,在咀嚼运动中保持稳固,殆力分散,有利于咀嚼功能的发挥,并避免食物嵌塞对牙周组织的创伤。再者,弓形牙列紧贴唇颊,是颌面部丰满的强力支柱,如果牙列有缺损或全部失去,即使年龄尚小,也会显得面部凹陷而容颜衰老。再者,牙列紧贴唇颊,使口腔本部有足够的空间,有利于舌的活动,以行使其运转食物及吞咽和发音的功能。

### (三)牙正常排列的倾斜规律

一般以牙冠的倾斜方向来表示牙长轴倾斜情况。

**1.近远中向倾斜**

正常情况下,上颌中切牙较正或稍向近中倾斜,上颌尖牙略向近中倾斜,上颌侧切牙是上前牙中向近中的倾斜程度最大者;下颌切牙和尖牙的近远中倾斜程度均比较小。上、下颌前磨牙及第一磨牙在近远中方向上的倾斜度相对较小,牙长轴较正,上、下颌第二、三磨牙向近中倾斜的程度依次增大。

**2.唇(颊)舌向倾斜**

一般来说,上下颌切牙均向唇侧倾斜,与颌骨前端牙槽突的倾斜方向一致,下颌切牙的倾斜度较上颌切牙小。上、下颌的尖牙、上颌前磨牙以及上、下颌的第一磨牙相对较正,下颌前磨牙略向舌侧倾斜。上颌第二、三磨牙向颊侧倾斜,下颌第二、三磨牙向舌侧倾斜。

**3.垂直向关系**

为方便描述上、下颌牙在垂直方向上的排列情况,首先需要假设一个参考平面,然后描述各牙相对于该参考平面的垂直向位置关系,该平面即为𬌗平面。其定义是:从上颌中切牙的近中邻接点到双侧第一磨牙的近中颊尖顶所构成的假想平面,称修复学𬌗平面,该𬌗平面与鼻翼耳屏线平行,基本上平分颌间距离,并与上唇缘有一定的位置关系,因此在口腔修复的临床中,常以此平面作为制作全口义齿𬌗堤和排列人工牙的依据。在文献报道中,也有人采用双侧第二磨牙的近中舌尖顶或远中颊尖顶作为定位点定义𬌗平面。

在解剖学研究中,为了准确记录与上、下颌牙咬合有关的下颌运动以及下颌骨或下牙列相对于上颌骨或上牙列的位置关系,常以下颌牙列为基准定义𬌗平面,称其为解剖学𬌗平面,是从下颌中切牙的近中邻接点到双侧下颌第二磨牙远中颊尖顶所构成的假想平面。

以上颌牙列为基准的𬌗平面作为参考平面,各牙与该平面的位置关系:上颌中切牙、尖牙、前磨牙颊尖与该平面接触,依据不同的上颌𬌗平面的定义,上颌第一磨牙的近颊尖、近舌尖或上颌第二磨牙颊尖,与该平面接触;侧切牙与该平面不接触,磨牙的牙尖距离该平面的距离,从前向后依次增大。

### (四)牙列𬌗面形态特征

**1.纵𬌗曲线**

(1)下颌牙列的纵𬌗曲线:连接下颌切牙的切缘、尖牙的牙尖、前磨牙的颊尖以及磨牙的近、远中颊尖的连线。该连线从前向后是一条凹向上的曲线,又称为 Spee 曲线。该曲线的切牙段较平直,从尖牙向后经前磨牙至第一磨牙的远颊尖逐渐降低,然后第二、三磨牙的颊尖又逐渐升高。

(2)上颌牙列的纵𬌗曲线:为连接上颌切牙的切缘、尖牙的牙尖、前磨牙的颊尖以及磨牙的近远中颊尖的连线。该连线从前向后是一条凸向下的曲线。由切牙至第一磨牙近颊尖段较平直,从第一磨牙的近颊尖至最后磨牙的远颊尖段则逐渐向上弯曲,此段曲线亦称为补偿曲线。

2.横𬌗曲线

横𬌗曲线又称 Wilson 曲线。上颌磨牙牙冠偏向颊侧,下颌磨牙牙冠偏向舌侧,故上下颌磨牙的颊尖与舌尖的高度不一致。若将上颌左右两侧同名磨牙的颊尖和舌尖彼此相连,形成一条凸向下的曲线,称为上颌牙列的横𬌗曲线。同样将下颌左右两侧同名磨牙的颊尖和舌尖彼此相连,形成一条凹面向上的曲线,称为下颌牙列的横𬌗曲线。

上、下颌牙列的𬌗曲线,无论是横𬌗曲线还是纵𬌗曲线,均彼此相似或吻合,使得上、下颌牙在咀嚼运动过程中,能够保持密切的接触关系,并与下颌运动的方式相协调。同时,𬌗曲线与牙槽突的曲线形态也是基本一致的,这对于咀嚼力的分散与传导,保护牙周组织健康,都是十分重要的。

**(五)牙列与面部标志**

1.鼻翼耳屏线

鼻翼耳屏线是指从一侧鼻翼中点到同侧耳屏中点的假想连线,该线与𬌗平面平行,与眶耳平面的交角约 15°。牙列缺失后,常参考该线来确定𬌗平面,以恢复牙列及咬合关系。

2.眶耳平面

眶耳平面是连接双侧眶下缘最低点和外耳道上缘的一个假想平面,当人端坐,头保持直立位置时,该平面与地平面平行。此平面常被作为描述上下牙列、下颌骨以及咬合关系相对于上颌乃至颅面其他结构的位置情况和运动关系的基本参考平面,在放射投照检查中具有重要的定位参考意义,是临床最常用的参考平面之一。

3.Balk Will 角

从髁突中心至下颌中切牙近中邻接点连线,与𬌗平面所构成的交角,称为 Balk Will 角,正常平均约为 26°。

**4.Bonwill 三角**

根据 Bonwill 的研究,下颌骨双侧髁突中心与下颌中切牙近中切角接触点相连,恰构成一个等边三角形,其边长为 10.16 cm,称之为 Bonwill 三角。后有研究证实,这一三角形很少是等边形的,而等腰形者较多,等腰表明面部两侧对称。

**5.Monson 球面**

在 Bonwill 三角学说的基础之上,Monson 又提出,如以眉间点为中心,以 10.16 cm 为半径做一球面,下颌牙列的𬌗面与此球面相吻合,而且上颌牙列的补偿曲线也是这球面上的一部分。

## 二、𬌗

𬌗即上颌牙与下颌牙发生接触的现象,包括运动的和静止的。随着下颌位置的变换,上、下颌牙接触的关系也有不同。其中,较为恒定和接触较多的𬌗有 3 种,即牙尖交错𬌗(正中𬌗)、前伸𬌗与侧𬌗。随着下颌位置的变换,上、下颌牙的接触关系也在改变。

### (一)牙尖交错𬌗

牙尖交错𬌗是指上、下颌牙牙尖交错,达到最广泛、最紧密接触时的一种咬合关系。在过去很长一段时期内,该𬌗关系一直被称为正中𬌗,从字面上,它隐含了这样的内容:在上、下颌牙达到该咬合状态时,下颌的位置相对于颅骨而言,是位于正中的,无左右、上下、前后的偏移。实际上,下颌相对于颅骨是否位于正中,并非这种咬合关系存在的前提,在达到上、下颌牙最广泛、最紧密接触的咬合关系时,下颌可以不在正中。

**1.牙尖交错𬌗的咬合接触特征**

(1)近远中向关系:牙尖交错𬌗时,上下牙列中线对正,一般正对着上唇系带。除下颌中切牙和上颌最后一个磨牙外,其他牙均为一牙对应于对颌两牙,上下颌牙前后交错。正常时上颌尖牙的牙尖顶对应着下颌尖牙的远唇斜面及唇侧远中缘,下颌尖牙的牙尖顶,对应着上颌尖牙的近舌斜面及舌侧近中缘;上颌第一磨牙的近颊尖对着下颌第一磨牙的颊面沟,下颌第一磨牙的近颊尖对着上颌第一磨牙与第二前磨牙之间的𬌗(侧)楔状隙。

上下牙的这种对位关系的意义在于:一方面可使上下牙具有最广泛的接触面积,从而有利于咀嚼食物,提高咀嚼效率;另一方面,牙尖相互交错的咬合接触,既可分散𬌗力,避免个别牙负担过重,又不至于因对颌牙缺失而完全丧失咀嚼功能,并在短期内不会发生移位现象。

(2)唇(颊)舌向关系。①覆𬌗:是指牙尖交错𬌗时,上颌牙盖过下颌牙唇(颊)面的垂直距离。覆𬌗可根据下前牙咬在上前牙舌面的部位分为 3 度:在前牙区,上前牙盖过的部分不超过下前牙唇面的切 1/3 者为浅覆𬌗,为正常覆𬌗;咬在中 1/3 以内者为中(度)覆𬌗;咬在颈 1/3 者为深覆𬌗,有人习惯将咬在牙龈上称为重度深覆𬌗。②覆盖:是指牙尖交错𬌗时,上颌牙盖过下颌牙的水平距离。在前牙区,上颌切牙切缘到下颌切牙切缘的水平距离在 2～4 mm 以内为正常覆盖,超过者为深覆盖。深覆盖根据下切牙咬在上切牙舌侧的具体部位分为 3 种类型:下切牙咬在上切牙的切 1/3 之内,为浅覆盖;1/3～2/3 之内为中(度)覆盖;2/3 以上为深覆盖。

覆𬌗与覆盖关系存在的意义:一方面扩大了咀嚼面积,提高了咀嚼效能;另一方面使唇、颊及舌侧的软组织得到保护而不至于被咬伤。

切道及切道斜度:切道是指在咀嚼运动过程中,下颌前伸到上下颌切牙切缘相对后返回到牙尖交错𬌗的过程中,下颌切牙所运行的轨道。切道斜度的大小受覆𬌗与覆盖的影响,即覆盖越大切道斜度反而越小,覆𬌗越深则切道斜度越大。故切道斜度与覆盖呈负相关,与覆𬌗呈正相关。

前牙覆𬌗、覆盖关系分类:根据前牙的覆𬌗覆盖关系,可以将牙尖交错𬌗分为:①正常覆𬌗、覆盖。②深覆𬌗。③深覆盖。④对刃𬌗:指牙尖交错𬌗时,上下牙切缘接触,覆𬌗、覆盖均为零的前牙咬合关系。该种𬌗型对切割功能及面形均有一定程度的影响。⑤反𬌗:牙尖交错𬌗时,下前牙咬在上前牙之前,覆盖为负值。该𬌗型对切割功能、面型、唇齿音的发音等有较大的影响。⑥开𬌗:牙尖交错𬌗时,上下牙列部分前牙甚至前磨牙均不接触,上下牙切缘之间在垂直方向有空隙。

后牙覆𬌗、覆盖关系分类:①正常覆𬌗、覆盖。上牙列包盖在下牙列颊侧,同时下牙列包盖在上牙列舌侧,上、下颌牙尖交错嵌合,密切接触。②后牙反𬌗。表现为下后牙的颊尖咬在上后牙颊尖的颊侧。③锁𬌗。表现为上后牙的舌尖咬在下后牙颊尖的颊侧。④反锁𬌗。表现为下后牙的舌尖咬在上后牙颊尖的颊侧。

2.垂直向关系

牙尖交错𬌗正常时,下颌前牙切端的唇侧与上颌前牙舌面接触,上颌前磨牙的舌尖与下颌同名前磨牙的远中边缘嵴区域接触,下颌前磨牙的颊尖与上颌同名前磨牙的近中边缘嵴区域接触,上颌磨牙的舌尖和下颌同名磨牙的窝或边缘嵴区域相接触,下颌磨牙的颊尖与上颌同名磨牙的窝或边缘嵴区域相接触,特别需要指出的是,正常𬌗,上颌磨牙的近舌尖与下颌同名磨牙的中央窝相接触,下颌磨牙的远颊尖与上颌同名磨牙的中央窝相接触。

牙尖交错𬌗时,上、下颌牙的𬌗面关系可以有尖与窝之间、尖与沟之间、尖与隙之间以及牙尖斜面与牙尖斜面等突面结构之间的多种并存的咬合接触形式,关于各种咬合接触的特点及其生理病理意义的研究,已发展成为一门新兴的学科——𬌗学,进行全面系统的阐述。

3.牙尖交错𬌗的正常标志

根据以上牙尖交错𬌗基本形态特征的描述,临床上判定牙尖交错𬌗是否正常,常参考以下标志。

(1)上、下牙列中线对正(当不存在牙列拥挤时),正对着上颌唇系带。

(2)除上颌最后一个磨牙及下颌中切牙外,每个牙都与对颌的两牙相对应接触。

(3)尖牙关系正常,即上颌尖牙的牙尖顶对应着下颌尖牙的远唇斜面及唇侧远中缘,下颌尖牙的牙尖顶,对应着上颌尖牙的近舌斜面及舌侧近中缘。

(4)第一磨牙关系为中性关系,即上颌第一磨牙的近颊尖正对着下颌第一磨牙的颊面沟,下颌磨牙的近颊尖对着上颌第一磨牙与第二前磨牙之间的𬌗(侧)楔状隙。

(5)前、后牙的覆𬌗覆盖关系正常。

**(二)前伸𬌗与侧𬌗**

1.前伸𬌗

指下颌前伸至上下切牙切刃相接触的咬合状态。

2.侧𬌗

下颌向左侧或右侧作咬合运动,所向侧为工作侧。

**(三)𬌗型**

在自然牙列中,根据上、下颌牙的接触情况,可分为单侧平衡𬌗和双侧平衡𬌗两种𬌗型。

1.单侧平衡𬌗

单侧平衡𬌗可分为尖牙保护𬌗和组牙功能𬌗。

(1)尖牙保护𬌗:是以尖牙做支撑,对其他牙起到保护作用。在自然牙列,下颌行使侧方咀嚼运动过程中,由下颌尖牙的唇面沿着上颌尖牙的舌面运动,并对下颌的运动起制导作用,此时全部后牙脱离𬌗接触,当下颌回到牙尖交错位时,全部后牙才发生一致性的殆接触,食物才被压碎及磨细。尖牙行使侧方咬合之初为非轴向的殆力,而后牙承受的是接近轴向的殆力。

尖牙具有单独承受非轴向的殆力而不使牙周组织遭受损伤的能力,是因为尖牙具有自身的优势:①尖牙位于牙列转弯处,在咀嚼运动中属于第三类杠杆,重臂长,故在尖牙处殆力已明显减弱。②尖牙有粗壮而长大的牙根,因此支持殆力的牙周膜面积大。③尖牙有比任何牙都占优势的冠根比例。④尖牙的牙周膜有丰富的感受器,对刺激感受敏感,能不断地及时做出调整反应。

(2)组牙功能殆:是指在行使咀嚼运动过程中,工作侧上下牙成组的接触。这些牙共同承担在咀嚼运动过程中产生的非轴向殆力。特点是:在侧方咬合时,工作侧上下后牙均保持接触,而非工作侧上下后牙不接触;在前伸切咬时,上下颌前牙切缘相对而产生咬合接触,后牙则不接触。

组牙功能殆型者,咀嚼面积大,虽然承受非轴向的殆力,但是以组牙的形式行使功能,可使殆力分散,减轻个别牙的负担,从而对牙及牙周组织的健康起保护作用。

2.双侧平衡殆

根据殆位的不同,可分为正中殆平衡、前伸殆平衡与侧方殆平衡。

(1)正中殆平衡:是指在牙尖交错位时,上、下颌后牙间存在着广泛而均匀的点、线、面的接触,前牙间轻轻接触或不接触。

(2)前伸殆平衡:是指在牙尖交错位时,下颌前伸至前牙切缘相对,后牙保持殆接触关系为三点、多点或完善的接触殆平衡。

(3)侧方殆平衡:是指下颌做侧方咀嚼运动时,工作侧和非工作侧均有殆接触,在非工作侧牙的接触亦分为三点、多点或完善的接触殆平衡。

### 三、颌位

颌位即下颌的位置,是指下颌骨相对于上颌骨或下颌骨相对于颅骨的关系。

#### (一)牙尖交错位

1.定义

牙尖交错殆时下颌骨相对于上颌骨或颅骨的位置,称为牙尖交错位(ICP),它是以牙尖交错殆为前提,并随牙尖交错殆的变化而变化的下颌位置。无论牙尖交错殆为何种形态,它所确定的颌位就是牙尖交错位,故又称为牙位。

与牙尖交错殆类似,牙尖交错位曾被称为正中殆位(COP),这一名词是不够确切的,故现已将正中殆位一词改为牙尖交错位。

2.牙尖交错位正常的标志

常用来描述下颌位置的变量有两个——髁突在下颌窝中的位置和上下牙的咬合对应关系。牙尖交错位时这两个参考标志的特点如下所述。

(1)颞下颌关节:髁突在下颌窝中基本处于中央位置,即关节的前、后、上间隙基本相等。髁突的关节前斜面、关节盘中带、关节结节后斜面,三者之间密切接触,双侧髁突形态和位置对称,关节内压力正常。

(2)咬合关系:首先需要有正常的咬合垂直高度,在正常垂直高度状态下,上、下牙牙尖交错,接触广泛而紧密,具有正常的牙尖斜面引导作用,即当下颌自然闭口至上、下牙尖接触时,由于牙周膜本体感受器的反馈调节作用,咀嚼肌做相应的收缩,下颌牙沿着上颌牙牙尖斜面的引导,很自然而且稳定地进入牙尖交错位。

由于下颌位置的维持,需要有肌肉的收缩来完成,左、右两侧升、降颌肌相对平衡的收缩作用,对于维持正常的牙尖交错位,起着重要的作用,因此通常也将下颌骨的对称运动中,双侧咀嚼肌收缩对称、有力,作为牙尖交错位正常的重要标志之一。

3.牙尖交错位的特点

牙尖交错位以牙尖交错𬌗为依存条件,牙尖交错𬌗有异常变化,如某些错𬌗、多个牙缺失、𬌗面重度磨耗等,均可使牙尖交错位发生改变。牙尖交错位随牙尖交错𬌗的存在而存在,随牙尖交错𬌗的变化而变化,随牙尖交错𬌗的丧失而丧失。

4.牙尖交错位正常的意义

牙尖交错位是下颌的主要功能位,其咀嚼、言语、吞咽等功能活动,均与牙尖交错位关系密切;而且牙尖交错位是最易重复的下颌位置,临床上可作为许多检查、诊断和治疗的基准位;牙尖交错位正常,则双侧咀嚼肌可发挥相对均衡、对称的收缩力,有利于下颌的各种口腔功能运动的协调与稳定,对于防止运动时产生的创伤作用,具有积极的意义。

**(二)后退接触位**

1.定义

从牙尖交错位开始,下颌还可以后下移动少许(约 1 mm 左右),此时,后牙牙尖斜面部分接触,前牙不接触,髁突位于其在下颌窝中的最后位置,从该位置开始,下颌可以作侧向运动,下颌的这个位置称为后退接触位(RCP),是下颌的生理性最后位。

2.后退接触位的形成机制

下颌之所以能从牙尖交错位退至后退接触位,主要是由以下诸因素决定。

(1)髁突后方关节窝内为软组织结构,具有一定的缓冲空间,使得髁突向后移动具有可能性。

(2)颞下颌关节韧带具有一定的可让性,它对髁突向后的运动,有一定的限定作用,同时也具有一定的缓冲范围,设想如果该结构不是韧带,而是骨性结构,那么这种硬组织结构是不可能允许髁突向后移动的。可见,在一定程度上,是颞下颌韧带(主要是其水平部)决定了下颌能够向后方做一定的运动,以及其移动的幅度,故有人将下颌的后退接触位称为韧带位。

(3)肌肉收缩是各种运动所必不可少的,下颌从牙尖交错位向后下运动至后退接触位的过程中,以及该位置的维持,主要由颞肌后束和二腹肌前腹、下颌舌骨肌、颏舌骨肌等舌骨上肌收缩而实现。

**3.后退接触位的意义**

由于后退接触位属于韧带位,为物理性定位,重复性好,当全口牙或大多数牙丧失后。以牙尖交错殆为前提的牙尖交错位也就丧失,或失去了其明确的标志,但此时后退接触位仍然存在,临床在修复缺牙过程中,可以以后退接触位作为取得牙尖交错位的参考位。

后退接触位是吞咽时下颌经常到达的位置,有报告证实,咀嚼硬物时下颌常到达此位。因此,后退接触位也是下颌的功能位之一。另外有学者指出,颞下颌关节紊乱症患者,移位的比例增高,后退时单侧后牙接触的比例增高,因此检查后退接触位存在或正常与否,对于颞下颌关节紊乱症的检查、诊断与治疗,也具有重要的价值。

**4.获取后退接触位常用的方法**

有被动法与主动法两种。被动法即用双手托住受试者的下颌,两拇指放在下唇中央下方,嘱受试者放松,然后轻推其下颌向后,一旦受试者取得该位,令其认真体会,即可自己重复。主动法即向受试对象说明下颌后退的要领,让其反复练习,一般练习几次后就可达到后退接触位,并能自如重复。可以请受试者尽量向后仰头,然后轻轻闭口,注意有意使下颌后缩,当后牙一有接触,便停止闭口运动,保持该位,此即后退接触位,反复练习即可自如重复。

**(三)下颌姿势位**

**1.定义**

当人直立或端坐,两眼平视前方,不咀嚼、不吞咽、不说话,下颌处于休息状态,上下牙不接触时,下颌所处的位置称为下颌姿势位(MPP)。

2.下颌姿势位特点

下颌姿势位时,上下牙均无接触,上下颌牙之间从前向后有一个楔形间隙,前端大而后端小,称之𬌗间隙或息止𬌗间隙,𬌗间隙的前端上下切牙切缘之间的距离比覆𬌗小 1~3 mm,也有学者报道为 2~4 mm 或 2~5 mm。下颌姿势位时,双侧髁突位于关节窝的中央略向前下的位置,双侧颞肌、咬肌、翼外肌上头均有电位活动,颞肌的电位活动最为明显。

3.垂直距离与𬌗间隙

垂直距离通常是指下颌在下颌姿势位时面下 1/3 的高度,临床上以鼻底到颏下点的距离来表示。但有学者将牙尖交错𬌗时的面下 1/3 高度,也称为垂直距离。在下颌姿势位时,存在于上、下颌牙齿之间前大后小的楔形间隙,称为息止𬌗间隙,简称𬌗间隙。一般来说,在正常的垂直距离情况下,颌面部诸肌的张力适度,表情自然,能发挥最大的咀嚼功能。

垂直距离在口腔修复、正畸以及正颌外科等口腔临床医疗工作中非常重要,因为它不仅关系到面容、发音、咀嚼等功能的恢复情况,而且如果在进行治疗时没有正确确定垂直距离,还可造成牙的支持组织的损伤,出现疼痛、局部骨质吸收及颞下颌关节紊乱症等疾病。因此确定正常的垂直距离,在恢复咬合的治疗中非常重要。临床上常以面中 1/3 的距离做对比参考,也常见以眼外眦到口角的距离做参考者。

4.下颌姿势位的形成机制

下颌姿势位是升颌肌对抗下颌骨本身的重量所保持的下颌位置,其形成机制的实质是升颌肌的牵张反射——下颌骨因其本身的重量而下垂,使升颌肌的肌纤维被拉长,刺激了升颌肌中的牵张感受器肌梭,通过神经系统的反馈调节,使升颌肌轻度收缩,以对抗下颌骨的重力下垂作用。因此,升颌肌的牵张反射调节,是形成下颌姿势位的主要机制。此外,牙周组织、颞下颌关节囊与关节韧带中的本体感受器对升颌肌的神经反馈调节,软组织的弹性与黏滞性,对下颌姿势位的保持也起着一定的作用。

5.下颌姿势位的意义

下颌姿势位有其重要的生理意义,在此位时上、下牙不接触,从而避免了非咀嚼性磨损,牙周及颞下颌关节组织基本不承受负荷,口颌肌比较放松,这是维持口颌系统健康所必需的。如果不咀嚼时上、下牙持续咬合数分钟,就会令人感到疲劳不适,咀嚼肌酸困甚至出现疼痛。实际上正常人在 24 小时内,上下牙接触的时间总共才十几分钟。紧咬牙或磨牙症患者,在非咀嚼情况下,例如,夜间睡眠状态下,也保持上、下牙的密切接触或接触运动,这不仅可造成牙的严重磨损,而且增加了牙周组织、咀嚼肌以及颞下颌关节的负荷,对口颌系统有关组织结构,都会造成不同程度的损害。因此,保持下颌姿势位的相对稳定及正常的𬌗间隙是十分重要的。

下颌姿势位主要是靠肌张力和下颌骨重力的平衡来维持的,因此并非恒定不变。头位的改变,下颌骨重量的改变(如缺牙、牙磨损、戴义齿等),口颌肌的功能状态,精神心理因素调节下的神经系统活动的变化等,均可对下颌姿势位产生影响。但是,在正常条件下,在相当长的一段时间内,下颌姿势位又是相对稳定的,而且下颌姿势位并不以上、下颌牙的咬合为存在条件,因此,在全口牙缺失做总义齿修复确定颌位时,下颌姿势位可以作为恢复牙尖交错位的重要参考颌位。

**(四)3个基本颌位的关系**

**1.后退接触位与牙尖交错位**

从后退接触位,下颌向前上移动1 mm左右到达牙尖交错位,这两个颌位的关系主要为水平方向的关系。在此移动过程中下颌无偏斜或偏斜<0.5 mm,双侧后牙均匀对称接触,无单侧的咬合性接触,通常将这两个颌位之间的这种无偏斜的以前后向为主的位置关系,称为"长正中",意在从牙尖交错位向后退,或从后退接触位向前伸的对称性运动过程中,下颌相对于上颌始终处于正中的位置,没有偏斜或侧重。长正中的存在,可使下颌在进入牙尖交错位时的最大𬌗力得到一定的缓冲,有利于保护牙周组织及颞下颌关节、咀嚼肌等组织结构的健康。因此,长正中是正常生理现象。如果在此移动过程中仅单侧后牙接触,或移动时下颌有较大的左右偏斜,则说明有后退有咬合干扰,就没有长正中。

**2.下颌姿势位与牙尖交错位**

从下颌姿势位,下颌向前上移动1~3 mm到达牙尖交错位,这两个颌位主要表现为垂直方向的关系。在移动过程中,如向上的距离<1 mm,或有向后移动或过度的向前移动,以及出现左、右方向的移动时,表明可能存在颌位或肌肉功能的异常。

# 第三节　颌面部解剖生理

口腔颌面部位于头颅下前方,是机体的主要显露部分,为面部的一部分。所谓面部系指上至发际,下达下颌骨下缘,两侧至下颌支后缘的部位。通过以眉间点的水平线为界,颌面部系指面部眉间点水平线以下的部位,由颌骨、颞下颌关节,涎腺及周围的软组织构成。具有咀嚼、消化、吞咽、呼吸、言语、表情等功能。

## 一、颌骨

### (一)上颌骨

上颌骨为颜面部中 1/3 最大的骨。左右各一互相对称,它与邻骨连接,参与眼眶底、口腔顶、鼻腔底及侧壁、颞下窝和翼腭窝前壁、翼上颌裂和眶下裂的构成。上颌骨外形极不规则,由四突(额突、颧突、牙槽突、腭突)及一体(上颌骨体)所组成。

1.四突

(1)额突:为坚韧细长的骨板,上缘与额骨连接。其内外缘分别与泪骨及鼻骨连接。额突参与泪沟的组成,若上颌骨骨折累及鼻腔及眶底时,应仔细复位,以保证鼻泪管的通畅。

(2)颧突:为锥体形,位于上颌骨外上方与颧骨相连,向下与第一磨牙区的牙槽嵴组成颧牙槽嵴。

(3)牙槽突:又称牙槽骨。系上颌骨包在牙根周围的突起部分,每侧牙槽突上有 7~8 个牙槽窝容纳牙根。两侧牙槽突在正中线结合形成马蹄形的牙槽骨弓。牙槽窝的形态、大小、数目和深度与所容纳的牙根相适应。其中以尖牙的牙槽窝最深,磨牙的牙槽窝最大。前牙及前磨牙区牙槽突的唇、颊侧骨板薄而多孔,有利于麻醉药渗入骨松质内,达到局部浸润麻醉目的。

(4)腭突:为水平骨板,前部较厚,后部较薄,与对侧腭突在正中线相接,形成腭正中缝。腭突后缘与腭骨水平板连接构成硬腭,是固有口腔的顶部和鼻腔的底部。腭突下面于上颌中切牙之腭侧、腭正中缝与双侧尖牙的连线交点上有切牙孔,向上后通入两侧切牙管,有鼻腭神经及血管通过。鼻腭神经阻滞麻醉时,麻醉药即可注入切牙孔或切牙管内。

2.上颌骨体(一体)

占上颌骨的中央部,分前外、后、上、内 4 个面。体内的空腔为上颌窦。

(1)前外面:又称脸面,为上颌窦前壁。上界为眶下缘,眶下缘中点下方约 0.5 cm 处为眶下孔,眶下神经及血管通过此孔。眶下孔的下方骨面呈浅凹称尖牙窝,该处骨壁菲薄,常是上颌窦开窗术及眶下间隙切开引流手术的切口标志。下界为牙槽突底部,内界为鼻切迹,外界为颧牙槽嵴。

(2)上面:又称眶面,平滑呈三角形,构成眶下壁之大部。眶下沟向前延伸成眶下管,开口于眶下孔。眶下神经从眶下管内通过,沿途发出上牙槽前、中神经,经上颌窦前壁和外侧壁分布到前牙和前磨牙。

(3)后面:又称颞下面,其参与颞下窝和翼腭窝前壁的构成,后下方骨面微凸呈结节状,称上颌结节。后面中部有2～3个小孔,为上牙槽后神经血管所通过。上牙槽后神经和血管由此进入上颌骨,是进行上颌结节注射麻醉的重要标志。

(4)内面:又称鼻面,构成鼻腔的外侧壁,上颌窦开口于中鼻道。施行上颌窦根治术和上颌骨囊肿摘除时,可在鼻道开窗引流。

上颌骨骨质疏松,血液供应丰富,因此上颌骨骨折出血较多,但较下颌骨易于愈合。上颌骨骨髓炎远较下颌骨为少见,且多局限(图1-5)。

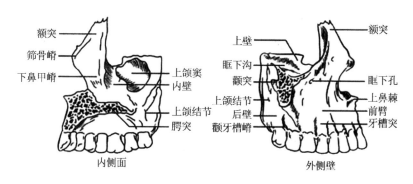

图 1-5 上颌骨

解剖薄弱部位及其临床意义:上颌骨存在骨质疏密、厚薄不一、连结骨缝多、牙槽窝的深浅、大小不一致等因素,从而构成解剖结构上的一些薄弱环节或部位,这些部位常是骨折的好发部位。

**(二)下颌骨**

下颌骨是颌面部下1/3唯一可活动、两侧对称而又坚实的骨骼,在正中线融合成弓形。下颌骨分水平部和垂直部。水平部为下颌骨体,垂直部为左右两下颌支。

**1.下颌骨体**

下颌骨体可分为内外两面及上下两缘。两侧下颌骨体在中线连接而成颏联合。

(1)外面:两侧下颌骨体相连接的外下方骨隆起为颏结节。位于前磨牙下方,下颌骨体上、下缘之间有一孔,称颏孔。颏神经及血管通过此孔。颏孔的位置可随年龄的增长而逐渐上移和后移。成年人颏孔多朝向后、上、外方,颏神经麻醉颏孔注射法时应注意此方向。外斜线起自颏结节经颏孔下方,自前向后上斜行,止于升支前缘外下方的一线性骨嵴,其上有下唇方肌和三角肌附着。

(2)内面:两侧下颌骨体相连接的中央有一骨隆起为颏棘,可分上、下颏棘,分别有颏舌肌、颏舌骨肌附着。从颏棘斜向上方有一骨嵴,称内斜线,是下颌舌骨肌之附着线。内斜线上方,颏棘两侧有舌下腺窝,与舌下腺相邻;内斜线下方,中线两侧近下颌骨下缘处,有不明显的卵圆形陷窝,称二腹肌窝,是二腹肌前腹的起点,二腹肌窝的后上方又有颌下腺窝与颌下腺相接。

(3)上缘:上缘骨质疏松,称牙槽突;中有排列整齐,容纳牙根的牙槽窝,是颌骨牙源性感染的好发部位。下颌骨牙槽突内、外骨板均由较厚的骨密质构成,除切牙区外,很少有小孔通向其内的骨松质。下颌拔牙及牙槽骨手术时,除切牙区可采用浸润麻醉外,一般均采用阻滞麻醉。

(4)下缘:又称下颌底,外形圆钝,较长于上缘,骨质致密且圆厚,抗压力强,为下颌骨最坚实处,是面部表面解剖主要标志之一。

2.下颌支

下颌支或称下颌升支,是下颌骨的垂直部分,略呈长方形,分内、外两面,上下前后四缘和两突,即髁状突与喙突。

(1)内面:在下颌升支内面中央有一漏斗状骨孔即为下颌孔,是下牙槽神经、血管进入下颌管的入口,其开口处与下颌磨牙殆面等高。

(2)外面:呈扁平状表面粗糙,大部分为咬肌所附着。下颌支后缘与下颌体下缘相接处称下颌角,有茎突下颌韧带附着。

(3)下颌支上缘较薄,前有喙突,有颞肌附着;后有髁状突,分头、颈两部,颈部有翼外肌附着。髁状突与颞骨之关节窝构成颞下颌关节。喙突与髁状突之间有深的切迹称下颌切迹。下颌支后缘与下缘相交而成的部分为下颌角,有茎突下颌韧带附着。角前凹陷处称角前切迹,有颌外动脉绕过。

下颌骨为颌面部诸骨体中,体积最大、面积最广、位置也最为突出;髁状突颈部、下颌角、颏孔、正中联合等处比较薄弱处,为骨折的好发部位。骨折后,由于周围肌肉的收缩牵拉,常造成骨折片的明显移位;下颌骨血液供应较上颌骨差,故骨折的愈合也较上颌骨慢,发生骨髓炎较上颌骨多见且严重(图1-6)。

**二、肌肉**

颌面部肌肉可分为表情肌和咀嚼肌两部分,具有咀嚼、语言、表情和吞咽等功能。

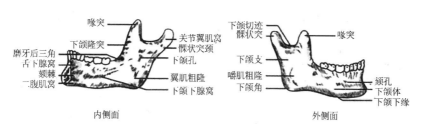

图 1-6 下颌骨

### (一)表情肌

主要肌肉有眼轮匝肌、口轮匝肌、上唇方肌、下唇方肌、额肌、笑肌和颊肌等。表情肌的解剖生理特点:面部表情肌多薄而短小,收缩力弱,起自骨壁和筋膜浅面,止于皮肤。肌肉纤维多围绕面部孔裂,如眼、鼻和口腔,排列成环形或放射状。当表情肌收缩时,牵引额部、眼睑、口唇和颊部皮肤活动显露各种表情。由于表情肌与皮肤连接紧密,故当外伤或手术切开皮肤和表情肌后,创口常裂开较大,应考虑肌纤维行走的方向给予逐层缝合,以免引起术后内陷瘢痕。面部表情均受面神经支配,如果面神经受到损伤,则引起面瘫,造成面部畸形。

### (二)咀嚼肌

主要附着在下颌骨上,当其收缩时可引起开口、闭口和下颌骨的前伸与侧方运动。可分为闭口和开口两组肌群和翼外肌。咀嚼肌的运动主要受三叉神经下颌神经的前股纤维支配。

#### 1.闭口肌群(升颌肌)

主要附着在下颌角和下颌升支的内、外两面,由咬肌、颞肌、翼内肌组成。这组肌肉强大而有力,当收缩时,使下颌骨上升,口闭合,上、下牙齿胎面接触。

(1)咬肌:起自颧骨和颧弓下缘,止于下颌角和下颌支外侧面,为一块短而厚的肌肉,其作用为牵拉下颌向上前方。

(2)颞肌:起自颞骨鳞部的颞窝,通过颧弓深面,止于冠突。颞肌是一块扇形而强有力的肌肉,其作用是牵引下颌骨向上,微向后方。

(3)翼内肌:翼内肌是咀嚼肌中最深的一块,位于下颌支内侧面呈四边形的厚肌,在形态与功能上与咬肌相似,但比咬肌力量弱。其功能为使下颌骨向上,司闭口,并协助翼外肌使下颌前伸和侧方运动。

(4)翼外肌:位于颞下窝,大部分位于翼内肌的上方,起端有上、下两头,上头起于蝶骨大翼之颞下嵴及其下方之骨面;下头起自翼外板之外面,两头分别止于下颌关节盘前缘和髁突颈部。在开口运动时,可牵引下颌骨前伸和侧向运动。

2.开口肌群(降颌肌)

由二腹肌、下颌舌骨肌、颏舌骨肌组成。各肌分别附着在舌骨和下颌骨体上,共同构成肌性口底。其总的牵引方向是使下颌骨向下后方。当其收缩时,使下颌骨体下降,口张开,上、下牙齿𬌗面分离。

(1)二腹肌:位于下颌骨下方,前腹起自下颌二腹肌窝,后腹起自颞骨乳突切迹,前后腹在舌骨处形成圆腱,止于舌骨及其大角。作用是提舌骨向上或牵下颌骨向下。

(2)下颌舌骨肌:位于二股肌前腹上方深面,起自下颌体内侧下颌舌骨线,止于舌骨体。作用是提舌骨和口底向上,并牵引下颌骨向下。

(3)颏舌骨肌:位于下颌舌骨肌的上方中线的两侧。起自下颌骨颏下棘,止于舌骨体。作用是提舌骨向前,使下颌骨下降。

## 三、血管

### (一)动脉

颌面部血液供应特别丰富,主要来自颈外动脉的分支,有舌动脉、颌外动脉、颌内动脉和颞浅动脉等。分支间和两侧动脉之间彼此吻合成网状,外伤及手术可引起大量出血,压迫止血时,还必须压迫出血动脉的近心端,才能暂时止血。由于血液供应充足既能促进伤口愈合又能提高局部组织的抗感染力。

### (二)静脉

颌面部的静脉系统分支多而细小,彼此之间常常互相吻合成网。多数静脉与同名动脉伴行,其静脉血主要通过颈内、外静脉回流至心脏。常分为深浅两个静脉网:浅静脉网由面前静脉和面后静脉组成,深静脉网主要为翼静脉丛。面部静脉的特点是静脉瓣较少或无瓣膜,当肌肉收缩或挤压时易使血液反流。故颌面部的感染,特别是鼻根部与口角连线三角区的感染,若处理不当,则易逆行扩散入颅,引起海绵窦血栓性静脉炎等严重并发症。故常称此三角为面部的危险三角区。

## 四、淋巴

颌面部的淋巴组织极为丰富,淋巴管组成网状结构,其间有大小不一,数量不等的淋巴结群。淋巴结收纳来自口腔颌面部不同区域的淋巴液,汇入淋巴结,共同构成颌面部的重要防御系统。正常情况下,淋巴结小而柔软,不易触及,但当其淋巴结所收容的范围内有炎症或肿瘤时,相应的淋巴结就会发生肿大,变硬而可被触及。急性炎症时伴有明显压痛,故淋巴结对炎症、肿瘤的诊断治疗及预后都有重要的临床意义。

### 五、神经

与口腔颌面部有关的主要神经,有运动神经和感觉神经。

#### (一)运动神经

主要有面神经、舌下神经和三叉神经第三支的前股纤维。

1.面神经

为第Ⅶ对脑神经,是以运动神经为主的混合性脑神经。它含运动、味觉和分泌纤维,管理颌面部表情肌的运动、舌前 2/3 的味觉和涎腺的分泌。

(1)运动纤维:起自脑桥的面神经核。面神经的颅外段穿过腮腺分布于颜面,分 5 支,即颞支、颧支、颊支、下颌缘支和颈支。各支在腺体内吻合成网,出腺体后面呈扇形分布,支配面部表情肌的活动。由于面神经与腮腺的关系密切,腮腺病变可影响面神经,使之发生暂时性或永久性的麻痹。在面部做手术时应了解面神经各支的走行,以免损伤造成面部畸形的严重后果。

(2)味觉纤维:面神经的鼓索支含味觉纤维,分布于舌前 2/3 的味蕾,司味觉。

(3)分泌纤维:来自副交感的唾液分泌纤维,起自脑桥的上涎核,到蝶腭神经节及颌下神经节,交换神经元后分别至泪腺、舌下腺、颌下腺、腭及鼻腔黏膜的腺体。

2.舌下神经

舌下神经是第Ⅻ对脑神经,分布至所有的舌肌,支配舌的运动。支配除舌腭肌以外的全部舌内、外肌,腭舌肌由迷走神经的咽支支配。

3.三叉神经

第三支,即下颌神经的前股发出的运动神经分布于咬肌、颞肌、翼内肌和翼外肌、鼓膜张肌、腭帆张肌、二腹肌前腹和下颌舌骨肌。

#### (二)感觉神经

主要为三叉神经,是第Ⅴ对脑神经,为脑神经中最大者,起于脑桥臂,司颌面部的感觉和咀嚼的运动。三叉神经的感觉神经,自颅内三叉神经半月节分出三大支:第 1 支为眼神经;第 2 支为上颌神经;第 3 支为下颌神经。其中上、下颌神经与口腔关系最为密切。

1.上颌神经

自半月神经节发出,由圆孔出颅,入翼腭窝、眶下裂、眶下沟、眶下管、出眶下孔后称眶下神经。一般将上颌神经分为 4 段,即颅内段、翼腭窝段、眶内段和面段。其分支为颧神经、蝶腭神经、上牙槽后神经、上牙槽中神经和上牙槽前神经。

2.下颌神经

含有感觉纤维和运动纤维的混合神经,是颅内三叉神经半月节发出的最大分支。下颌神经出卵圆孔后,分前后两股。前股较小,主要为运动神经,分别至咬肌、颞肌和翼外肌。其唯一的感觉神经是颊长神经。后股较大,多为感觉神经,主要分支有耳颞神经、舌神经和下牙槽神经(图 1-7)。

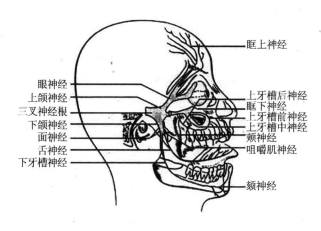

图 1-7　三叉神经

## 六、涎腺

涎腺又称唾液腺,分浆液腺、黏液腺和混合腺。有湿润口腔黏膜、消化食物、杀菌、调和食物便于吞咽及调节机体水分平衡等作用。分为大、小两种,小唾液腺又称无管腺,分布于唇、舌、颊、腭等处的黏膜固有层和黏膜下层,主要为黏液腺。大的唾液腺有 3 对,即腮腺、颌下腺和舌下腺,各有导管开口于口腔。

### (一)腮腺

腮腺是涎腺中最大的一对,属浆液腺。位于两侧耳垂前下方和颌后窝内。腮腺由浅叶、深叶和峡部组成。腮腺导管长 5～7 cm,管腔直径约 3 mm,在腺体前缘近上端发出,行至嚼肌前缘时呈现直角向内穿过颊肌,开口正对上颌第二磨牙的颊黏膜上。

### (二)颌下腺

颌下腺为混合腺,以浆液为主。位于颌下三角内呈扁椭圆形,腺体深层延长部,经下颌舌骨肌后缘进入口底,导管长约 5 cm,行走方向从后下向前上,开口于舌系带两旁的舌下肉阜,此导管常因涎石导致炎症。

### (三)舌下腺

舌下腺为混合腺,以黏液为主。位于口底舌下,由若干小腺所构成,各小腺泡有其单独的短小导管,直接开口于口底。亦有少数导管汇入颌下腺导管。由于管口较小,不易发生逆行感染,但可成为潴留性囊肿的好发部位。

### (四)小唾液腺

小唾液腺是分布在口腔及口咽部黏膜下层和黏膜固有层的散在小腺体,有450～750 个。多数为黏液性小腺体,分泌物主要成分为黏蛋白。小唾液腺腺泡数量不多,每个小腺体均有一腺管直接开口于覆盖的口腔黏膜上。根据小唾液腺所在部位,分别称为唇腺、颊腺、腭腺、舌腺等。

## 七、颞下颌关节

颞下颌关节是颌面部唯一具有转动运动和滑动运动,左右协同统一的联动关节。具有咀嚼、吞咽、语言、表情等功能。由颞骨的下颌关节窝、下颌骨的髁状突、居于两者之间的关节盘、关节四周的关节囊和关节韧带所构成。

# 第二章

# 牙体疾病

## 第一节 磨 牙 症

睡眠时有习惯性磨牙或清醒时有无意识的磨牙习惯称为磨牙症。

### 一、病因

磨牙症的病因虽然至今尚未明确,但与下列因素有关。

#### (一)精神因素

口腔具有表示紧张情绪的功能。患者的惧怕、愤怒、敌对、抵触等情绪,若因某种原因难以表现出来,这些精神因素,特别是焦虑、压抑、情绪不稳等可能是磨牙症病因的重要因素之一。

#### (二)𬌗因素

神经紧张的个体中,任何𬌗干扰均可能是磨牙症的触发因素。磨牙症患者的𬌗因素多为正中𬌗早接触,即牙尖交错位𬌗干扰,以及侧方𬌗运动时非工作侧的早接触。临床上,用调𬌗的方法也能成功地治愈部分磨牙症。𬌗因素是口腔健康的重要因素,但是否为引起磨牙症的媒介尚有争议。

#### (三)中枢神经机制

目前,有趋势认为磨牙与梦游、遗尿、噩梦一样,是睡眠中大脑部分唤醒的症状,是一种与白天情绪有关的中枢源性的睡眠紊乱,由内部或外部的、心理或生理的睡眠干扰刺激所触发。

#### (四)全身其他因素

与寄生虫有关的胃肠功能紊乱、儿童营养缺乏、血糖血钙浓度、内分泌紊乱、变态反应等都可能成为磨牙症的发病因素。有些病例表现有遗传因素。

### (五)职业因素

汽车驾驶员、运动员,要求精确性较高的工作,如钟表工,均有发生磨牙症的倾向。

### 二、临床表现

患者在睡眠时或清醒时下意识地做典型的磨牙动作,可伴有嘎嘎响声。磨牙症可引起牙齿殆面和邻面的严重磨损,可出现牙磨损并发的各种病症。顽固性磨牙症会导致牙周组织破坏、牙齿松动或移位、牙龈退缩、牙槽骨丧失。磨牙症还能引起颞下颌关节功能紊乱症、颌骨或咀嚼肌的疲劳或疼痛、面痛、头痛并向耳部、颈部放散。疼痛为压迫性和钝性,早晨起床时尤为显著。

### 三、治疗原则

#### (一)除去致病因素

心理治疗,调殆,治疗与磨牙症发病有关的全身疾病等。

#### (二)对症治疗

治疗因磨损引起的并发症。

#### (三)其他治疗

对顽固性病例应制作殆垫,定期复查。

# 第二节　酸　蚀　症

酸蚀症是牙齿受酸侵蚀,硬组织发生进行性丧失的一种疾病。20世纪,酸蚀症主要指长期与酸雾或酸酐接触的工作人员的一种职业病。随着社会进步和劳动条件的改善,这种职业病明显减少。近十几年来,饮食习惯导致的酸蚀症上升,由饮食酸引起的青少年患病率增高已引起了人们的重视。反酸的胃病患者,牙齿亦可发生类似损害。

### 一、病因

酸蚀症的致病因素主要是酸性物质对牙组织的脱矿作用,而宿主的因素可以影响酸性物质导致酸蚀症的作用。有发病情况的调查研究发现无论饮食结构如何,酸蚀症仅发生于易感人群。

**(一)酸性物质**

**1.饮食酸**

酸性饮料(如果汁和碳酸饮料)的频繁食用,尤其是青少年饮用软饮料日趋增加。饮食酸包括果酸、柠檬酸、碳酸、乳酸、醋酸、抗坏血酸和磷酸等弱酸。酸性饮料 pH 常低于5.5,由于饮用频繁,牙面与酸性物质直接接触时间增加导致酸蚀症。

**2.职业相关酸性物质**

工业性酸蚀症曾经发生在某些工厂,如化工、电池、电镀、化肥等工厂空气中的酸雾或酸酐浓度超过规定标准,致使酸与工人牙面直接接触导致职业性酸蚀症。盐酸、硫酸和硝酸是对牙齿危害最大的三类酸。其他酸,如磷酸、醋酸、柠檬酸等,酸蚀作用较弱,主要集聚在唇侧龈缘下釉牙骨质交界处或牙骨质上。接触的时间越长,牙齿破坏越严重。与职业相关的酸蚀症,如游泳运动员在氯气处理的游泳池中游泳,因为 $Cl_2$ 遇水产生 HClO 和 HCl,可发生牙酸蚀症;还如职业品酒员因频繁接触葡萄酒(pH:3～3.5)发生酸蚀症等。

**3.酸性药物**

口服药物,如补铁药、口嚼维生素 C、口嚼型阿司匹林及患胃酸缺乏症的患者用的替代性盐酸等的长期服用均可造成酸蚀症。某种防牙石的漱口液(含 EDTA)也可能使牙釉质表面发生酸蚀。

**4.胃酸**

消化期胃液含 0.4% 盐酸。胃病长期反酸、呕吐及慢性酒精中毒者的胃炎和反胃均可形成后牙舌面和腭面的酸蚀症,有时呈小点状凹陷。

**(二)宿主因素**

**1.唾液因素**

口腔环境中,正常分泌的唾液和流量对牙表面的酸性物质有缓冲和冲刷作用。如果这种作用能够阻止牙表面 pH 下降到 5.5 以下,可以阻止牙酸蚀症发生。如果唾液流率和缓冲能力降低,如头颈部放疗、唾液腺功能异常或长期服用镇静药、抗组胺药等,则牙面接触酸性物质发生酸蚀症的可能性就更大。

**2.生活方式的改变**

酸性饮食增多的生活习惯,尤其是在儿童时期就建立的习惯,或临睡前喝酸性饮料的习惯是酸蚀症发生的主要危险因素。剧烈的体育运动导致脱水和唾液流率下降,加上饮用酸性饮料可对牙造成双重损害。

### 3.刷牙因素

刷牙的机械摩擦作用加速了牙面因酸脱矿的牙硬组织缺损,是酸蚀症形成的因素之一。对口腔卫生的过分关注,如频繁刷牙,尤其是饭后立即刷牙,可能加速酸蚀症的进展。

### 4.其他因素

咬硬物习惯或夜磨牙等与酸性物质同时作用,可加重酸蚀症。

## 二、临床表现

前牙唇面釉质的病变缺损(以酸性饮料引起的酸蚀症为例)可分为5度(图2-1)。

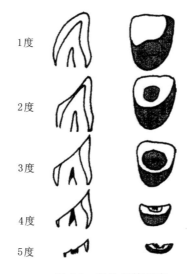

图 2-1 酸蚀症的程度

1度:仅牙釉质受累。唇、腭面釉质表面横纹消失,牙面异样平滑、呈熔融状、吹干后色泽晦暗;切端釉质外表熔融状,咬合面牙尖圆钝、外表熔融状、无明显实质缺失。

2度:仅牙釉质丧失。唇、腭面牙釉质丧失、牙表面凹陷、凹陷宽度明显大于深度;切端沟槽样病损;咬合面牙尖或沟窝的杯口状病损。

3度:牙釉质和牙本质丧失,牙本质丧失面积小于牙表面积的1/2。唇、腭面牙釉质牙本质丧失、切端沟槽样病损明显、唇面观切端透明;咬合面牙尖或沟窝的杯口状病损明显或呈弹坑状病损。

4度:牙釉质和牙本质丧失,牙本质丧失面积大于牙表面积的1/2。各牙面的表现同3度所描述,范围扩大加深,但尚未暴露继发牙本质和牙髓。

5度:①釉质大部丧失,牙本质丧失至继发牙本质暴露或牙髓暴露,牙髓受累。②酸蚀患牙对冷、热和酸刺激敏感。③酸蚀3～4度已近髓腔或牙髓暴露,可继发牙髓炎和根尖周病。④与职业有关的严重患者,牙感觉发木、发酸,并可伴有其他口腔症状,如牙龈出血、牙齿咀嚼无力、味觉减退,以及出现全身症状,如结膜充血、流泪、畏光、皮炎、呼吸道炎症、嗅觉减退、食欲缺乏、消化障碍。

### 三、防治原则

#### (一)对因治疗

改变不良的生活习惯、改善劳动条件、治疗有关的全身疾病。

#### (二)个人防护

与职业有关的患者使用防酸口罩,定期用3‰的小苏打溶液漱口,用防酸牙膏刷牙。

#### (三)对症治疗

对牙齿敏感症、牙髓炎和根尖周病的治疗。

#### (四)牙体缺损

可用复合树脂修复或桩冠修复。

# 第三节 牙 隐 裂

未经治疗的牙齿硬组织由于物理因素的长期作用而出现的临床不易发现的细微裂纹,称为牙隐裂。牙隐裂是导致成年人牙齿劈裂,继而牙齿丧失的一种主要疾病。

### 一、病因

#### (一)牙齿结构的薄弱环节

正常人牙齿结构中的窝沟和釉板均为牙齿发育遗留的缺陷区,不仅本身的抗裂强度最低,而且是牙齿承受正常𬌗力时应力集中的部位,因此是牙隐裂发生的内在条件。

### (二)牙尖斜面牙齿

在正常情况下,即使受到应力值最小的0°轴向力时,由于牙尖斜面的存在,在窝沟底部同时受到两个方向相反的水平分力作用,即劈裂力的作用。牙尖斜度越大,所产生的水平分力越大。因此,承受力部位的牙尖斜面是隐裂发生的易感因素。

### (三)创伤性𬌗力

随着年龄的增长,可由于牙齿磨损不均出现高陡牙尖,正常的咀嚼力则变为创伤性𬌗力。原来就存在的窝沟底部劈裂力量明显增大,致使窝沟底部的釉板可向牙本质方向加深加宽,这是微裂纹的开始。在𬌗力的继续作用下,裂纹逐渐向牙髓方向加深。创伤性𬌗力是牙隐裂发生的重要致裂因素。

### (四)温度作用

釉质和牙本质的膨胀系数不同,在长期的冷热温度循环下,可使釉质出现裂纹。这点可解释与咬合力关系较小的牙面上微裂的发生。

## 二、病理

隐裂起自窝沟底或其下方的釉板,随𬌗力作用逐渐加深。牙本质中微裂壁呈底朝𬌗面的三角形,其上牙本质小管呈多向性折断,有外来色素与荧光物质沉积。该陈旧断面在微裂牙完全劈裂后的裂面上,可与周围的新鲜断面明显区分。断面及其周边常可见牙本质暴露和并发龋损。

## 三、临床表现

(1)牙隐裂好发于中老年患者的磨牙𬌗面,以上颌第1磨牙最多见。

(2)最常见的主诉为较长时间的咀嚼不适或咬合痛,病史长达数月甚至数年。有时咬在某一特殊部位可引起剧烈疼痛。

(3)隐裂的位置磨牙和前磨牙𬌗面细微微裂与窝沟重叠,如磨牙和前磨牙的中央窝沟,上颌磨牙的舌沟,向一侧或两侧延伸,越过边缘嵴。微裂方向多为𬌗面的近远中走行,或沿一主要承受𬌗力的牙尖,如上颌磨牙近中舌尖附近的窝沟走行。

(4)检查所见患牙多有明显磨损和高陡牙尖,与对颌牙咬合紧密,叩诊不适,侧向叩诊反应明显。不松动但功能动度大。

(5)并发疾病微裂纹达牙本质并逐渐加深的过程,可延续数年,并出现牙本质过敏症、根周膜炎、牙髓炎和根尖周病。微裂达根分歧部或牙根尖部时,还可引起牙髓-牙周联合病变,最终可导致牙齿完全劈裂。

(6)患者全口骀力分布不均,患牙长期骀力负担过重,即其他部位有缺失牙、未治疗的患牙或不良修复体等。

(7)X 线片可见到某部位的牙周膜间隙增宽,相应的硬骨板增宽或牙槽骨出现 X 线透射区,也可以无任何异常表现。

### 四、诊断

#### (一)病史和早期症状

表现为较长期的咬合不适和咬在某一特殊部位时的剧烈疼痛。

#### (二)叩诊

分别对各个牙尖和各个方向的叩诊可以帮助患牙定位,叩痛显著处则为微裂所在位置。

#### (三)温度测试

当患牙对冷敏感时,以微裂纹处最显著。

#### (四)裂纹的染色检查

2%～5%碘酊溶液或其他染料类药物可使已有的裂纹清晰可见。

#### (五)咬楔法

将韧性物,如棉签或小橡皮轮,放在可疑微裂处作咀嚼运动时,可以引起疼痛。

### 五、防治原则

#### (一)对因治疗

调整创伤性骀力,调磨过陡的牙尖。注意全口的骀力分布,要尽早治疗和处理其他部位的问题,如修复缺失牙等。

#### (二)早期微裂的处理

微裂仅限于釉质或继发龋齿时,如牙髓尚未波及,应作间接盖髓后复合树脂充填,调骀并定期观察。

#### (三)对症治疗

出现牙髓病、根尖周病时应做相应处理。

**(四)防止劈裂**

在做牙髓治疗的同时,应该大量调磨牙尖斜面,永久充填体选用复合树脂为宜。如果微裂为近远中贯通型,应同时作钢丝结扎或戴环冠,防止牙髓治疗过程中牙冠劈裂。多数微裂牙单用调𬌗不能消除劈裂性的力量,所以在对症治疗之后,必须及时做全冠保护。

# 第四节　牙本质过敏症

牙本质过敏症是指牙齿上暴露的牙本质部分受到机械、化学或温度刺激时,产生一种特殊的酸、软、疼痛的症状。

**一、病因与机制**

**(一)牙本质的迅速暴露**

因磨损、酸蚀、楔状缺损、牙周刮治及外伤等原因导致牙本质迅速暴露,而修复性牙本质尚未形成。此时,由于牙髓神经末梢穿过前期牙本质层分布在牙本质中,直达釉牙本质界;牙本质内的造牙本质的细胞突亦从牙髓直达釉牙本质界,并可延伸到釉质内部,形成釉梭;当牙本质暴露后,外界刺激经由神经传导或牙本质小管内的流体动力传导,可立即引起疼痛症状,故牙齿出现对机械、化学、温度刺激后的特殊敏感症状。牙本质过敏症状可自行缓解。

**(二)全身应激性增高**

当患者身体处于特殊状况时,如神经官能症患者、妇女的月经期和妊娠后期或抵抗力降低时,神经末梢的敏感性增高,使原来一些不足以引起疼痛的刺激亦引起牙齿过敏症;当身体情况恢复正常之后,敏感症状消失。

**二、临床表现**

主要表现为激发痛,刺激除去后,疼痛立即消失,其中以机械刺激最为显著。诊断时可用探针尖在牙面上寻找 1 个或数个敏感点或敏感区,引起患者特殊的酸、软、痛症状。敏感点可发现在 1 个牙或多个牙上。在𬌗面牙本质界或牙颈部釉牙骨质界处最多见。

牙本质敏感指数,根据机械探测和冷刺激敏感部位的疼痛程度分为 4 度:0度,无痛;1 度,轻微痛;2 度,可忍受的痛;3 度,难以忍受的痛。

### 三、治疗原则

(1)治疗相应的牙体疾病,覆盖暴露的牙本质。

(2)调磨过高的牙尖。

(3)敏感部位的脱敏治疗:①𬌗面个别敏感点用麝香草酚熨热脱敏;②𬌗面多个敏感点或区,用碘化银、氨硝酸银或酚醛树脂脱敏;③牙颈部敏感区用含氟糊剂,如 75%氟化钠甘油糊剂涂擦脱敏;④全口多个牙𬌗面或牙颈部敏感,可用氟离子和钙离子导入法脱敏。也可嘱患者自行咀嚼茶叶、生核桃仁或大蒜,前两者中含大量鞣酸,可使牙本质小管中的蛋白质凝固,从而起脱敏作用。或用含氟牙膏涂擦,均可收到一定脱敏效果。近年来,激光脱敏也已取得一定疗效。

(4)全身应激性增高引起的牙灰质过敏症,除局部处理外,可用耳穴刺激疗法。选用喉、牙、肾、神门、交感、心、皮质下等穴位。

# 第五节　牙　齿　外　伤

牙齿外伤指牙齿受到各种机械力作用所发生的急剧损伤,常见于上前牙,由于突然加到牙齿上的各种机械外力性质、大小、作用方向不同,造成了各种不同类型的损伤。直接外力,如工具打在牙上、摔倒时前牙碰地,多造成前牙外伤;间接外力,如外力撞击颏部时,下牙猛烈撞击上牙,通常造成前磨牙和磨牙的外伤;高速度的外力易致牙冠折断,低速度强度大的外力易致牙周组织损伤。牙齿受急剧外伤后,可以引起牙体硬组织、牙周组织、牙髓组织的损伤,临床常见几种损伤同时发生。

牙齿外伤多为急症,处理时应首先注意患者的全身情况,查明有无颅脑损伤和其他部位的骨折等重大问题。牙齿外伤也常伴有牙龈撕裂和牙槽突的折断,均应及时诊断处理。常见的牙齿外伤有牙震荡、牙折、牙脱位和牙脱臼,其中牙折包括牙不全冠折、冠折、根折和冠根折。

下面分别叙述各类牙齿外伤的病理、临床表现和防治原则。

### 一、不全冠折

牙面釉质不全折断,牙体组织无缺损。临床常见,但易被忽略,又称为裂纹。

**(一)病理**

从牙釉质表面开始与釉柱方向平行的折断线可止于釉质内,也可到达釉牙本质界。裂纹常可在釉板的基础上加重。

**(二)临床表现**

在牙齿的唇(颊)面有与牙长轴平行、垂直或呈放射状的细微裂纹。可无任何症状或有对冷刺激一过性敏感的症状。

**(三)治疗原则**

(1)无症状者可不处理。

(2)年轻恒牙有症状者可做带环冠,用氧化锌丁香油糊剂粘着6~8周,以待修复性牙本质形成。

(3)少量调殆。

### 二、冠折

**(一)临床表现**

冠折有两种情况。

**1.冠折未露髓**

仅限于冠部釉质或釉质和牙本质折断,多见于上中切牙近中切角或切缘水平折断,偶见折断面涉及大部分唇面或舌面。牙本质折断者可出现牙本质过敏症,有时可见近髓处透红、敏感。

**2.冠折露髓**

折断面上有微小或明显露髓孔,探诊和冷热刺激时敏感。如未及时处理,露髓处可出现增生的牙髓组织或发生牙髓炎。

**(二)病理**

牙本质暴露后,成牙本质细胞突发生变性或坏死,形成透明牙本质、修复性牙本质或死区。牙髓如果暴露,其创面很快便有一层纤维蛋白膜覆盖,下方有多形核白细胞浸润;牙髓内组织细胞增多,以后这些炎症浸润向深部蔓延。

**(三)治疗原则**

**1.少量釉质折断无症状者**

调磨锐利边缘,追踪观察牙髓情况。

**2.少量釉质、牙本质折断者**

断面用对牙髓刺激小的水门汀覆盖,6～8周后若无症状,用复合树脂修复。

**3.牙本质折断近髓者**

年轻恒牙应间接盖髓,6～8周后或待根尖形成后用复合树脂或嵌体修复。成人牙可酌情做间接盖髓或根管治疗。

**4.冠折露髓者**

成年人可做根管治疗后修复牙冠;年轻恒牙应做直接盖髓或活髓切断术,待根尖形成后再做根管治疗或直接做牙冠修复。

### 三、根折

**(一)病理**

根折后,折断线处牙髓组织和牙周膜出血,然后发生凝血,牙髓和牙周膜充血。近牙髓端成牙本质细胞和牙髓细胞增殖,部分进入折断线;近牙周膜端,牙周结缔组织增生,并进入折断线。

**(二)临床表现**

**1.根折的部位不同,表现的松动度和叩痛不一**

多发生在成年人。根折发生在根尖1/3处,无或轻度叩痛,有轻度松动或不松动;如果中1/3或近龈1/3根折,则叩痛明显,叩诊浊音,2～3度松动;患牙对𬌗前伸时,用手指放在唇侧龈可扪及异常的松动度。有时可见患牙轻微变长。

**2.牙髓活力测定结果不一**

牙齿外伤后,当时牙髓活力测验无反应,不一定说明牙髓坏死,不必立即进行牙髓治疗,应定期观察。

**3.X线片表现牙根不同部位有X线透射的折断线**

如果颊舌面折断部位不在同一水平面上(斜行根折)或根部不止一处折断时,X线片上可显示不止一条折断线。

**(三)诊断**

主要依靠X线片表现。根折后近期X线检查折断线显示不清时,应换不同角度投照,或待2周后再拍X线片,可清楚显示折断线。

**(四)治疗原则**

(1)测定并记录牙髓活力情况。活力尚存的患牙应定期复查,若日后发生牙髓坏死,再作根管治疗。

（2）根尖 1/3 处根折的患牙,如牙髓状况良好,可调𬌗后观察。

（3）其余部位的根折,如未与龈沟相通者需复位、固定。一般固定 3 个月。

（4）折断线与口腔相通者,一般应拔除。如残留断根有一定长度,可摘除断端冠,做根管治疗,然后做龈切除术;必要时做翻瓣术,并修整牙槽嵴的位置,以延长临床牙冠,或用正畸方法牵引牙根,再以桩冠修复。

**（五）根折的愈合**

动物试验观察到的根折后修复过程与骨折愈合过程类似,但断根处血液供应差,修复过程缓慢,易受口腔内多种因素的影响。如牙齿动度、感染、断端分离的程度和固定条件等。

1.硬组织愈合

患牙无不适、临床检查无叩痛、不松动、牙龈正常、功能良好。牙髓活力正常或略迟钝,根管治疗后 X 线片上原折断线消失,是牙齿根折的理想愈合。修复的硬组织近髓端有牙本质、骨样牙本质,外周端为牙骨质。

2.结缔组织愈合

临床表现同上,但 X 线片上原折断线仍清晰可见。临床该类愈合并不少见,常在复位、固定不当时出现。

3.骨和结缔组织愈合

临床表现同上,X 线片见断片分离、有骨组织长入、断裂处围绕两断端的是正常的牙周组织。根折发生于牙槽突生长发育完成之前,即成年之前的病例可出现该类型愈合。

4.折断线感染不能愈合

牙齿松动、有叩痛、牙髓坏死、牙龈有瘘管,可并发急、慢性根尖周炎。X 线片见折断线增宽,周围牙槽骨出现 X 线透射区。发生该种情况,则应该做折断根尖摘除手术或拔除。

**四、冠根折**

**（一）临床表现**

折断线累及牙冠和根部,均与口腔相通,牙髓往往暴露。患牙断片动度大,触痛明显。

**（二）治疗原则**

多数患牙需拔除。少数情况下,折断线距龈缘近或剩余牙根较长则可摘除断冠后,做根管治疗,再行牙冠延长术、正畸牵引或外科拔出方法。暴露残冠后,桩冠修复。

### 五、牙震荡

牙震荡是牙周膜的轻度损伤,又称为牙挫伤或外伤性根周膜炎。

**(一)病理**

根尖周围的牙周膜充血、渗出,甚至轻微出血。常伴有牙髓充血和水肿。

**(二)临床表现**

牙齿轻微酸痛感,垂直向或水平向叩痛(+)～(++),不松动,无移位。可有对冷刺激一过性敏感症状。X线片表现正常或根尖牙周膜增宽。

**(三)治疗原则**

少量调𬌗,测定并记录牙髓活力情况。定期观察直至恢复正常。

### 六、牙脱位

**(一)病理**

牙脱位时,部分牙周膜撕裂,血管神经断裂,使牙齿的相应部分与牙槽骨脱离,并常有部分牙槽骨骨折。

**(二)临床表现**

临床有3种脱位情况。

1.嵌入性脱位

患牙牙冠明显短于正常邻牙,牙根嵌入牙槽窝中,有牙槽骨壁的折断。X线片见患牙根尖的牙周膜间隙消失。常见于乳牙或年轻患者的恒牙。

2.突出性脱位

患牙松动3度,较邻牙长出,有时2～3个牙齿同时发生。X线片见根尖部牙周膜间隙明显增宽。

3.侧向脱位

患牙向唇、舌或远中方向移位,常伴有牙槽窝侧壁的折断和牙龈裂伤。X线片有时可见一侧根尖周膜间隙增宽。

**(三)治疗原则**

(1)测定并记录牙髓活力情况,定期观察,发生牙髓坏死后,行根管治疗。

(2)嵌入性脱位,年轻恒牙不必强行拉出,日后可自行萌出;成年人应用正畸方法牵引出患牙,或在局麻下复位、固定。

(3)其他脱位牙齿应局麻下复位、固定。治疗愈早,预后愈好。

### 七、牙脱臼

**(一)病理**

牙脱臼时,牙周膜完全断裂,牙齿与牙槽骨完全分离。

**(二)临床表现**

患牙从牙槽窝中脱出,常见患者手拿牙齿就诊,有些患者则将患牙遗弃。

**(三)治疗原则**

(1)尽快做再植术,在脱臼后30分钟内再植,成功率可达90%以上;最好在脱臼后2小时内再植,尚可有效地防止日后牙根吸收的发生;牙齿在口外停留1天以内再植,也有成功的可能。

(2)再植术后1周,做根管治疗,根管内封氢氧化钙制剂3～6个月,在此期间可更换氢氧化钙制剂1～3次,然后行根管充填。

(3)向患者宣教,脱臼的牙齿应立即冲洗后放入原位,或保存在生理盐水、口腔内舌下或牛奶内,并尽快就医。

### 八、牙齿外伤的并发症

**(一)牙髓充血**

牙齿外伤无论伤势轻重均引起程度不等的牙髓充血,其恢复情况与患者的年龄关系密切,应定期观察其恢复情况。

**(二)牙髓出血**

牙冠呈现粉红色,可于外伤后当时出现,也可经一定时间后才出现。年轻恒牙微量出血有可能恢复正常,成年人牙不易恢复,日久变成深浅不等的黄色。患牙如无其他症状,不一定做根管治疗。

**(三)牙髓暂时失去感觉**

牙齿外伤后,牙髓可能失去感觉,对活力测验无反应。经过一段时间(1～13个月)以后,牙髓活力可能缓慢地恢复正常。这种情况多发生于年轻恒牙。因此,牙齿外伤时,牙髓活力测验无反应不一定说明牙髓坏死,不必立即做牙髓治疗,应定期观察,诊断明确后再处理。

### (四)牙髓坏死

脱位、根折、牙齿震荡和处理不当的冠折患牙均可发生牙髓坏死,其中嵌入性脱位的牙髓坏死发生率高达96%。牙根发育完全的外伤牙牙髓坏死发生率明显增高。发生牙髓坏死后,应立即做根管治疗。

### (五)牙髓钙变

多见于年轻恒牙的脱位损伤之后,患牙牙冠颜色可略变暗,牙髓活力迟钝或无反应。X线片表现牙髓腔和根管影像消失。如无症状可不处理。

### (六)牙根吸收

脱位和根折的外伤牙后期可出现牙根外吸收和牙内吸收。根管治疗时,在根管内封入氢氧化钙可以预防和停止牙根吸收的发生和进行。牙根外吸收患牙偶伴有骨性愈合。

# 第三章

# 牙周疾病

## 第一节 牙 龈 病

牙龈病是仅局限于牙龈组织的疾病,它一般不侵犯深层的牙周组织。然而,牙龈病与牙周炎关系密切,许多牙龈病的致病因素也会进一步参与破坏深层的牙周组织。同时,牙龈又是口腔黏膜的一部分,有些皮肤黏膜的疾病也可表现于此。此外,一些全身性疾病也可累及牙龈,有些瘤样病变和肿瘤也可发生于牙龈。牙龈病一般可分为两大类,即菌斑性牙龈病(如龈炎、青春期龈炎、妊娠期龈炎、药物性牙龈肥大等)和非菌斑性牙龈病(如全身性疾病在牙龈的表现、病毒及真菌等引起的牙龈病、遗传性病变等)。

### 一、菌斑性龈炎

菌斑性龈炎是最常见的牙龈病,它仅与牙菌斑相关。菌斑性龈炎过去也称为慢性龈炎、单纯性龈炎和边缘性龈炎,炎症一般局限于龈乳头和游离龈,严重时可波及附着龈。

#### (一)诊断要点

1.症状

通常在刷牙或者咬硬物时,牙龈有出血症状。

2.体征

(1)色泽:牙龈从健康的粉红色变为鲜红色或者暗红色。

(2)外形:龈缘增厚,龈乳头圆钝肥大,可有球形增生,严重者牙龈覆盖整个牙面,并可伴有龈缘糜烂或者肉芽增生。

(3)质地:质地松软、脆弱,弹性降低,但表现为增生性反应时,则质地较硬、有弹性。

**3.检查**

(1)龈沟深度:可>3 mm,形成假性牙周袋。

(2)探诊出血:钝头探针轻轻探诊龈沟可有出血症状。

(3)龈沟液:龈沟液量明显增多。

**(二)鉴别诊断**

(1)本病应与青春期龈炎、妊娠期龈炎、龈乳头炎、坏死性溃疡性龈炎等菌斑性牙龈病及早期牙周炎相鉴别,详见表 3-1。

表 3-1　菌斑性龈炎与其他菌斑性牙龈病对比

| | 好发人群/病史 | 临床表现及检查 |
|---|---|---|
| 菌斑性龈炎 | | 牙龈炎症表现 |
| 青春期龈炎 | 青春期,女性稍多于男性 | 牙龈炎症反应程度大于局部的刺激物所能引起的反应程度 |
| 妊娠期龈炎 | 处于妊娠期的育龄妇女 | 牙龈水肿肥大,呈鲜红色,有出血倾向,或有龈瘤样的临床表现 |
| 龈乳头炎 | 可有不正确剔牙、牙龈刺伤史 | 局部龈乳头红肿,探诊后易出血;自发胀痛及探触痛明显;可有自发痛及中度冷热刺激痛,也可有轻度叩痛 |
| 坏死性溃疡性龈炎 | 青壮年多发,男性多见,可有吸烟史;也可发生于极度营养不良/急性传染病儿童 | 龈乳头"火山口"状,疼痛明显;极易出血;典型的腐败性口臭;多见于下前牙,龈乳头、龈缘坏死,可有灰褐色假膜;重者可伴有全身症状如低热、疲乏、下颌下淋巴结肿痛;坏死区涂片可见大量的梭形杆菌及螺旋体 |

(2)本病还应与血液病引起的牙龈出血、HIV 相关性龈炎等非菌斑性牙龈病相鉴别,详见表 3-2。

表 3-2　菌斑性龈炎与非菌斑性牙龈病对比

| | 病史 | 临床表现 | 实验室检查 |
|---|---|---|---|
| 菌斑性龈炎 | | 牙龈炎症表现 | |
| 血液病引起的牙龈出血 | 相关血液病史 | 易自发出血,出血量较多,不易止血 | 血液学检查可确诊 |
| HIV 相关龈炎 | HIV 感染史 | 龈缘有明显火红色的充血带,口内还可有毛状白斑、卡波西肉瘤等 | 血清学检查有助于确诊 |

(3)当本病表现为牙龈增生时,还应与药物性牙龈肥大、牙龈纤维瘤病、白血

病引起的牙龈肥大、浆细胞性龈炎等相鉴别,详见表3-3。

表 3-3　菌斑性龈炎与其他增生性牙龈病损对比

| | 病史 | 临床表现 |
|---|---|---|
| 菌斑性龈炎<br>(牙龈增生) | | 多发于青少年,程度较轻;好发于唇侧,局限于龈乳头和龈缘,颜色深红/暗红或正常,质地松软或较硬 |
| 药物性牙龈肥大 | 有相关<br>药物服用史 | 程度较重,龈乳头呈球状或结节状,向龈缘扩展盖住牙面,质地较韧,牙齿可移位 |
| 牙龈纤维瘤病 | 可有家族遗传史 | 龈增生广泛,呈球状、结节状或颗粒状,质地坚韧,以上磨牙腭侧最为严重;牙龈增生可覆盖部分或整个牙冠,可妨碍咀嚼;牙齿可移位,可出现牙齿萌出困难 |
| 白血病引起的<br>牙龈肥大 | 白血病史 | 肿大的牙龈外形不规则;颜色苍白或暗红发绀;组织松软脆弱;牙龈坏死、口臭 |
| 浆细胞性龈炎 | 可有变应原接触史 | 肿大的牙龈表面结节状或者分叶状,颜色鲜红,上皮菲薄且呈半透明状,质地松软脆弱,极易出血 |

(4)此外,菌斑性龈炎还要注意与早期牙周炎相鉴别。

**(三)治疗要点**

1.去除病因

口腔卫生指导,通过洁治术彻底去除菌斑、软垢及牙石等刺激因素,同时去除造成菌斑滞留的因素,必要时可配合使用局部药物治疗。

2.手术治疗

少数牙龈增生患者去除病因后,不能完全恢复正常,可行牙龈成形术恢复牙龈外形。

3.防止复发

定期复查、维护。

**二、青春期龈炎**

青春期龈炎是一种受内分泌影响的龈炎。男、女均可患病,女性稍多于男性。

**(一)诊断要点**

1.症状

患者通常在刷牙或者咬硬物时牙龈有出血症状。

2.体征

(1)患者处于青春期前后。

(2)好发于前牙唇侧龈缘和龈乳头,舌侧较少发生。

(3)色泽暗红,质软。

(4)牙龈炎症反应程度大于局部的刺激物所能引起的反应程度,并可出现牙龈增生。

(5)可有正畸、错殆、不良习惯等因素。

3.检查

探诊出血;龈沟加深形成龈袋,但附着水平无变化,无牙槽骨吸收。

(二)鉴别诊断

本病与菌斑性龈炎、妊娠期龈炎、龈乳头炎、坏死性溃疡性龈炎相鉴别。

(三)治疗要点

(1)口腔卫生指导。

(2)控制菌斑:通过洁治术去除龈上牙石、菌斑等局部刺激因素,可配合局部药物治疗。

(3)纠正不良习惯。

(4)纠正正畸不良矫治器或不良修复体。

(5)对于病程长且牙龈增生的患者,可考虑行牙龈切除术。

(6)定期复查、维护。

### 三、妊娠期龈炎

妇女在妊娠期间,由于激素水平升高,原有的牙龈炎症加重,最后导致牙龈肿胀或龈瘤样改变,称为妊娠期龈炎。分娩后,病变减轻或者消退。

(一)诊断要点

1.症状

患者通常在吮吸或者进食时牙龈有出血症状,无疼痛症状。

2.体征

(1)可发生于个别牙或全口牙龈,以前牙区为重。

(2)龈乳头和龈缘呈暗红或鲜红色,松软、光亮,有出血倾向,或有龈瘤样的临床表现。

(3)患者好发于怀孕 4～9 个月。

**3.检查**

口腔检查可见菌斑等局部刺激物;有龈袋形成。

**(二)鉴别诊断**

(1)本病与菌斑性龈炎、青春期龈炎、龈乳头炎、坏死性溃疡性龈炎相鉴别。

(2)妊娠期龈瘤与牙龈瘤相鉴别。

**(三)治疗要点**

(1)口腔卫生指导。

(2)控制菌斑,去除一切局部刺激因素,动作要轻柔。

(3)对于分娩后不能自行退缩的龈瘤则需手术切除,对于体积比较大的妊娠期龈瘤,可考虑在妊娠期4~6月进行手术切除。

(4)定期复查、维护。

(5)此外,孕前及妊娠早期的慢性龈炎,需要及时治疗,并在整个妊娠期做好控制菌斑的工作。

## 四、牙龈瘤

牙龈瘤好发于龈乳头,它来源于牙龈和牙周膜的结缔组织,是一种炎症反应性瘤样增生物。它无肿瘤的结构和生物学特征,所以不是真性肿瘤,术后易复发。

**(一)诊断要点**

**1.症状**

患者通常因出血或妨碍进食而就诊。

**2.体征**

(1)好发于中青年,女性多于男性。

(2)多发于单个牙的唇颊侧龈乳头。

(3)呈椭圆形或圆球形,直径几毫米至 2 cm 不等,表面可呈分叶状,有蒂或无蒂。

(4)累及的牙齿可发生松动移位。

**3.检查**

X 线片可见病变区有牙周膜间隙增宽及骨质吸收影。

**4.临床分型**

一般分为纤维型牙龈瘤、肉芽肿型牙龈瘤及血管型牙龈瘤(具体参照病理结果)。

**(二)鉴别诊断**

本病主要与牙龈鳞癌鉴别,详见表 3-4。

表 3-4　牙龈瘤与牙龈鳞癌对比

| | 好发人群 | 临床表现 | 影像学检查 |
|---|---|---|---|
| 牙龈瘤 | 女性多于男性 | 多发于前牙区单颗牙的唇颊侧龈乳头;呈椭圆形或圆球形,直径几毫米至 2 cm 不等,表面可呈分叶状,有蒂或无蒂 | X 线示局部牙周膜增宽 |
| 牙龈鳞癌 | 男性多于女性 | 多发于后牙区,病变区表面呈菜花状溃疡,易出血、坏死,可有恶臭,病程较长 | X 线示颌骨呈扇形骨质破坏,边缘呈虫蚀状 |

**(三)治疗要点**

(1)手术切除:需将瘤体及骨膜完全切除,并刮除相应区域的牙周膜,以防复发,术后创面予以牙周塞治。

(2)若复发,仍行上述方法手术切除。若次数较多,应将波及的牙齿拔除,防止复发。

**五、药物性牙龈肥大**

药物性牙龈肥大是由于长期服用某些药物,引起牙龈纤维性增生,导致体积增大。

**(一)诊断要点**

1.症状

患者通常因妨碍进食或影响美观而就诊,多数无自觉症状,无疼痛。

2.体征

(1)牙龈增生好发于前牙区,尤其是下前牙区。

(2)牙龈组织颜色淡粉,质地坚韧,一般不易出血。

(3)龈乳头呈小球状,继而龈乳头呈球状或结节状,向龈缘扩展盖住牙面,增生牙龈表面呈分叶状或桑葚状,严重时波及附着龈,将牙齿挤压移位,影响美观。

(4)牙龈肿胀增生后菌斑易堆积,牙龈色深红或紫红,质地松软,边缘易出血。

3.检查

(1)患者有全身病史,并有长期服用某些药物史,如抗癫痫药(苯妥英钠)、免疫抑制剂(环孢素)及钙通道阻滞剂（硝苯地平、维拉帕米)等。

(2)由于牙龈肿大,龈沟加深,可形成假性牙周袋。

**(二)鉴别诊断**

本病与伴有龈增生的菌斑性龈炎、牙龈纤维瘤病及浆细胞性龈炎相鉴别。

**(三)治疗要点**

(1)去除局部刺激因素:通过洁治、刮治等方法去除局部刺激因素,消除滞留菌斑。

(2)停止使用或者更换引起牙龈肥大的药物,需与相关专科医师协商。

(3)局部药物治疗:3%过氧化氢液冲洗,必要时局部注入抗菌消炎药物。

(4)手术治疗:牙龈增生明显者经上述治疗后增生牙龈若未完全消退,可采用牙周手术治疗。

(5)口腔卫生宣教:指导患者严格控制菌斑,防止复发。

**六、坏死性溃疡性龈炎**

坏死性溃疡性龈炎(NUG)是发生于龈乳头及龈缘的炎症、坏死,多为急性发作,称为急性坏死性溃疡性龈炎（ANUG）。本病患处可检测出大量梭形杆菌及螺旋体。

**(一)诊断要点**

1.症状

(1)患者常自诉有明显疼痛感,或有牙齿胀痛感。

(2)晨起发现枕头上有血迹,口中有血腥味,甚至自发出血。

(3)重症者可有低热、疲乏等全身症状,部分可见下颌下淋巴结肿大。

2.体征

(1)以龈乳头、龈缘坏死为特征病损,尤以下前牙多见

(2)个别龈乳头区可见坏死性溃疡。

(3)龈乳头破坏后与龈缘连成一条直线,呈刀切状。

(4)患处牙龈极易出血,可有自发性出血。

(5)牙龈疼痛明显,伴有典型的腐败性口臭。

3.检查

(1)去除坏死组织后,可见龈乳头颊、舌侧尚存,而中央凹下呈"火山口"状。

(2)坏死区涂片可见大量的梭形杆菌及螺旋体。

**(二)鉴别诊断**

(1)本病应与菌斑性龈炎相鉴别。

(2)急性白血病和艾滋病患者由于抵抗力低下可伴发此病,相关的实验室检查可帮助鉴别。

**(三)治疗要点**

(1)急性期去除局部坏死的组织,并初步去除大块龈上牙石。

(2)局部使用氧化剂,如 3%过氧化氢溶液大量冲洗,去除局部坏死组织。

(3)全身药物治疗,如维生素 C、蛋白质等支持治疗。严重者可使用抗厌氧菌药物,如甲硝唑等。

(4)口腔卫生指导,以防复发。

(5)急性期过后的治疗原则同菌斑性龈炎,对原有的慢性龈炎进行治疗,去除局部刺激因素,对于牙龈外形异常,可考虑牙龈成形术。

**七、龈乳头炎**

龈乳头炎的病损局限于个别牙龈乳头,它是一种较为常见的急性或者慢性非特异性炎症。

**(一)诊断要点**

1.症状

患者通常因接触或吮吸时出血而就诊,多数有自发性胀痛和触痛,有时可表现为自发痛和冷热刺激痛。

2.体征

龈乳头鲜红肿胀,易出血。

3.检查

(1)可检查到刺激物,如食物嵌塞、邻面龋、充填体悬突、不良修复体边缘等,或有不正确剔牙、刺伤史。

(2)可有自发痛及中度冷热刺激痛,可有轻度叩痛。

**(二)鉴别诊断**

本病应与菌斑性龈炎、青春期龈炎、妊娠期龈炎、坏死性溃疡性龈炎相鉴别。

**(三)治疗要点**

(1)去除局部刺激物。

(2)消除急性炎症:去除邻面的菌斑、软垢、牙石等可帮助消除或缓解急性炎症。

（3）局部使用药物：如3％过氧化氢溶液冲洗等。

（4）止痛：必要时局部封闭。

（5）去除病因：如治疗邻面龋，修改不良修复体等。口腔卫生指导，如正确使用牙线等。

（6）急性炎症控制后，治疗原有龈炎。

# 第二节　牙　周　病

## 一、慢性牙周炎

慢性牙周炎（CP）是一种由菌斑微生物引起的感染性疾病，导致牙周组织的炎症、进行性附着丧失和骨丧失。其特点为牙周袋形成和牙槽骨的吸收。慢性牙周炎是最常见的一种牙周炎，部分慢性龈炎若未得到及时治疗，炎症向牙周组织深部扩散，将会发展为慢性牙周炎。早期无明显自觉症状易被忽略，有症状时则已严重，因而需仔细检查和诊断，以免贻误治疗。

### （一）诊断要点

1.症状

本病多见于成年人，起病缓慢，初期无明显不适，可有牙龈出血或异味。

2.体征

（1）牙龈颜色鲜红或暗红，质地松软，可有不同程度肿大或增生，探之易出血甚至流脓。

（2）有明显的菌斑、牙石等局部刺激因素，且与牙周组织的炎症和破坏程度比较一致。

（3）晚期伴发病变，如牙松动、移位，牙龈退缩、牙根敏感、牙周脓肿、逆行性牙髓炎、继发性𬌗创伤等。

3.检查

可探及牙周袋及附着丧失。

4.根据病变发展程度分度

（1）轻度：牙周袋≤4 mm，附着丧失为1～2 mm，牙龈有炎症，探之出血，

X 线片示牙槽骨吸收不超过根长的 1/3。

（2）中度：牙周袋≤6 mm，附着丧失为 3～4 mm，牙龈有炎症，牙齿轻微松动，多根牙可有轻度根分叉病变，X 线片示牙槽骨水平或角形吸收至根长的 1/3～1/2。

（3）牙周袋>6 mm，附着丧失为≥5 mm，牙齿多有松动，多根牙伴有根分叉病变，甚至可发生牙周脓肿，X 线片示牙槽骨吸收超过根长的 1/2～2/3。

## （二）鉴别诊断

本病应与龈炎相鉴别，见表 3-5。

表 3-5　龈炎与早期牙周炎对比

|  | 龈炎 | 早期牙周炎 |
| --- | --- | --- |
| 牙周袋 | 龈袋 | 真性牙周袋 |
| 附着丧失 | 无 | 有 |
| 牙槽骨吸收 | 无 | 有 |
| 治疗结果 | 病变可逆，组织恢复正常 | 炎症得到控制，但已破坏的支持组织难以恢复 |

## （三）治疗要点

1.清除菌斑，控制感染

通过机械方法如洁治、刮治、根面平整术去除牙石及菌斑；消除或纠正促进菌斑堆积的因素，如不良修复体、牙齿解剖异常等。

2.全身治疗

适当的应用抗菌药物，对有全身疾病者需同时控制全身疾病，对吸烟者劝其戒烟。

3.牙周手术

利用手术直视下彻底去除牙石及不健康肉芽组织，改善牙周组织生理外形，促进牙周组织再生。

4.建立平衡咬合关系

通过松牙结扎、夹板固定、选磨等方法去除原发性或继发性殆创伤。

5.拔除患牙

对过于松动或有深牙周袋，无保留价值者应尽早拔除，拔牙后最好制作临时修复体以保持咀嚼功能及达到美观的效果。

6.维护疗效，防止复发

根据患者病情和自我菌斑控制的能力来定期复查维护，对新发病情及时治疗。

## 二、侵袭性牙周炎

临床可见一类牙周炎发生于全身健康的年轻人,其临床表现和实验室显示明显有别于慢性牙周炎,且病变进展快,有家族聚集性,称为侵袭性牙周炎,以伴放线聚集杆菌为主要致病菌的微生物感染及机体防御力缺陷可能是引起侵袭性牙周炎的两方面主要因素,根据患牙的分布可将侵袭性牙周炎分为局限型(LAgP)和广泛型(GAgP)两大类。

### (一)诊断要点

**1.临床特点**

(1)牙周组织破坏进展快:侵袭性牙周炎的主要特点即快速的附着丧失及骨吸收,有患者20岁左右已有牙齿脱落或需拔牙。

(2)性别与年龄:女性较多,青春期前后发病,广泛型患者年龄稍大于局限型,也有发生于30岁以上者。

(3)口腔卫生情况:局限型牙周组织破坏程度常与刺激物量不成比例,牙龈炎症轻微却有深牙周袋;广泛型菌斑和牙石量因人而异,牙龈有明显炎症,颜色鲜红,探之易出血或溢脓,晚期可发生牙周脓肿。

(4)好发牙位:局限型常累及第一恒磨牙和切牙,左右对称,X线片示前牙区牙槽骨水平吸收,后牙区牙槽骨垂直吸收,形成典型的"弧形吸收";广泛型可累及切牙和第一磨牙以外的恒牙至少3颗,常累及大多数牙。

(5)家族聚集性:家族中多人患病,但并非每位患者都有家族病史。

(6)全身情况:一般全身健康,但部分患者有单核细胞或中性粒细胞功能缺陷。

**2.早期诊断及治疗**

早期诊断及治疗有利于控制病情,有条件时可做微生物检查,诊断时应先排除明显的局部和全身因素,如是否有殆创伤、不正规正畸治疗、不良修复体、牙髓根尖周病、糖尿病、HIV感染等全身性疾病。

### (二)鉴别诊断

本病应与慢性牙周炎相鉴别,详见表3-6。

### (三)治疗要点

**1.尽早治疗,消除感染**

本病常导致患者早年失牙,故需早期治疗,基础治疗如洁治、刮治和根面平整等必不可少,有时还需翻瓣术等彻底清创。

表 3-6　袭性牙周炎与慢性牙周炎对比

| 慢性牙周炎 | 局限型侵袭性牙周炎 | 广泛型侵袭性牙周炎 |
|---|---|---|
| 成人为主,儿童少见 | 通常发生于青少年 | 多在 30 岁以下 |
| 进展速度慢或中等 | 进展快速 | 进展快速 |
| 破坏程度与菌斑量一致 | 破坏程度与菌斑量不一致 | 破坏程度与菌斑量有时一致,有时不一致 |
| 病变分布不定 | 局限于切牙和第一磨牙 | 除切牙和第一磨牙外,累及其他牙且超过 3 颗 |
| 无家族聚集性 | 有家族聚集性 | 有家族聚集性 |
| 龈下结石多 | 龈下结石无或少 | 龈下结石的有无因人而异 |

2.应用抗菌药物

全身服用药物如四环素、多西环素(强力霉素)作为辅助疗法,近年也主张龈下刮治后口服甲硝唑和阿莫西林(羟氨苄青霉素);有针对性地选用药物,在根面平整后,于深牙周袋内放置缓释抗菌药物如甲硝唑、米诺环素(二甲胺四环素)、氯己定等,可减少龈下菌斑定植,防止复发。

3.调整机体防御功能

积极治疗全身疾病,努力发现有无宿主防御缺陷或其他全身因素;对吸烟患者劝其戒烟。

4.正畸治疗

控制炎症后,可用正畸方法排齐有保留价值的移位患牙。

5.定期维护,防止复发

侵袭性牙周炎更需强调维护治疗阶段,定期地复查、复治以防止病情的复发。

# 第四章

# 口腔黏膜疾病

## 第一节　口腔黏膜溃疡类疾病

### 一、复发性口疮

复发性口疮又称复发性口腔溃疡、复发性阿弗它性溃疡,是口腔黏膜病中常见疾病。

**(一)病因**

本病病因复杂,目前尚不十分清楚。可能与病毒感染、细菌感染、胃肠道功能紊乱、内分泌失调、精神神经因素、遗传因素以及免疫功能失调有关。

**(二)诊断要点**

1.发病特点

口腔溃疡具有明显的复发规律性,间歇期不定,每次发作可在 1～2 周内自行愈合;但腺周口疮愈合缓慢,可长达数月之久。

2.临床类型

(1)轻型口疮:1 个或几个小溃疡,直径为 0.1～0.5 cm。散在分布于角化较差的被覆黏膜上。

(2)口炎型口疮:损害形态同轻型口疮,但数量多,十几个甚至几十个不等,且多伴有发热、困倦、颌下淋巴结肿大等症状。

(3)腺周口疮:深在性大溃疡,直径约 1 cm,边缘不规则隆起,中央凹陷,基底可呈结节状,愈后可留下瘢痕组织。

**(三)鉴别诊断**

应与白塞综合征鉴别。后者是一种病因不明,全身多个系统受损的疾病。

除有反复发作的口腔溃疡外,多同时伴有眼部病变(如眼色素层炎、虹膜睫状体炎和前房积脓、视神经萎缩等)、皮肤病变(如结节性红斑、毛囊炎、疖肿等)、关节肿痛、胃肠道症状、呼吸道症状和发热、肝脾肿大、血管病变以及颅脑神经损害等病变。

**(四)治疗**

*1.局部治疗*

(1)含漱:用 0.1％依沙吖啶或 0.05％～2％氯己定含漱;口炎型口疮可用 2％～5％金霉素水溶液含漱。亦可用银花、野菊花、甘草各适量煎水含漱。

(2)局部吹药:用锡类散、冰硼散、白及粉之类吹患处,一天数次。

(3)激素局部注射:用于腺周口疮。地塞米松 2 mg 加入 2％普鲁卡因溶液 0.5～1 mL 于病变下方注射,每周 1～2 次,一般 5 次左右。

(4)超声雾化:用清热解毒、活血化瘀中药制成雾化水剂,每次 15 分钟,每天 1～2 次。

*2.全身治疗*

(1)维生素:口服维生素 C、复合维生素 B。

(2)调整免疫功能药物:①溃疡频繁发作,数目多者,可用泼尼松每天 15～30 mg,分 3 次口服,约 5 天后逐渐减量,7～10 天内停药。②左旋咪唑 50 mg,每天 3 次,每周连服 3 天,3 个月 1 个疗程。如用药一个月效果不明显即停药,用药 1 周后观察白细胞数是少于 $4×10^9$/L 时应停药。③转移因子,每次 1 mL,于腋下或腹股沟处作皮下注射,每周 1～2 次,10 次 1 个疗程。④胎盘球蛋白或丙种球蛋白,每次 3 mL,肌内注射,在溃疡急性期注射 1 次,必要时 1 周后重复注射 1 次。⑤厌氧棒菌菌苗,皮下注射,用于严重的腺周口疮患者。开始每次 0.5～1 mg,每周 1 次,如超过 1 mg 时可行多点注射,连续 1～3 个月。

**(五)护理与预防**

(1)注意生活起居规律、保持心情舒畅。

(2)饮食清淡,避免辛辣等刺激。

(3)避免口腔黏膜创伤。

(4)保持大便通畅,有习惯性便秘者,宜常服蜂蜜。

**二、白塞病**

白塞病又称口、眼、生殖器三联征。以口腔黏膜,外生殖器黏膜和眼的损害为主要特点。

**(一)病因**

可能与自身免疫或微循环障碍有关。

**(二)诊断要点**

1.发病特点

具有周期性反复发作的规律。

2.损害特点

(1)口腔:与轻型或口炎型复发性口疮相似。

(2)眼:结膜炎、虹膜睫状体炎、角膜炎、视网膜出血,晚期可伴前房积脓。

(3)生殖器:外阴或肛周溃疡。

(4)皮肤:结节红斑、毛囊炎、痤疮样皮炎等。有针刺丘疹或脓疱等非特异性皮肤反应。

(5)其他:膝、踝、腕等关节酸痛;脉管炎;发热,肝脾肿大及消化道溃疡、颅脑神经损害等。

如出现以上损害特点(1)～(4)中 3 个或仅 2 条,而(5)中亦有 2 种症状者,即可诊为本病。

**(三)治疗**

局部与全身治疗参照复发性口疮的治疗。

**(四)护理与预防**

(1)保持局部清洁。

(2)起居有规律,饮食宜清淡。

(3)保持心情舒畅,避免精神刺激。

**三、创伤性溃疡**

本病是指由长期的慢性机械创伤所引起的口腔黏膜溃疡性损害,故亦称"压疮"。

**(一)病因**

(1)口腔内持久的机械性刺激,如不良修复体的卡环、牙托、残冠、残根等。

(2)婴儿舌系带过短,在吸吮、伸舌等动作时与下切缘长期摩擦所致。

**(二)诊断要点**

(1)口腔溃疡无周期性复发史。

（2）溃疡形态与邻近机械性创伤因子相互契合,病损相应部位有明显的刺激因素存在。

（3）溃疡边缘隆起,中央凹陷。

（4）去除刺激后溃疡即愈合。

**（三）鉴别诊断**

注意与腺周口疮、癌性溃疡及结核性溃疡相鉴别。

**（四）治疗**

（1）去除刺激因素,如拔除残冠、残根、修改义齿、调𬌗等。

（2）舌系带损害,应磨改锐利切嵴。舌系带过短者,考虑行舌系带修整术。

（3）局部用 0.1％雷弗奴尔、0.05％氯己定或口泰含漱液含漱,再用 1％龙胆紫、冰硼散等涂布。

（4）如有继发感染,应用抗生素。

**（五）护理与预防**

（1）保持口腔卫生,预防继发感染。

（2）及时拔除残冠、残根,修改、去除不良充填、修复体等。

# 第二节　口腔黏膜大疱类疾病

## 一、天疱疮

天疱疮是一种危及生命的黏膜皮肤病,较为少见。临床可分寻常型、增殖型、落叶型和红斑型四种。其中寻常型最为多见。

**（一）病因**

病因不十分清楚,多认为是一种自身免疫性疾病。

**（二）诊断要点**

（1）寻常型:几乎都有口腔损害。除了唇部有时可见完整的水疱外,口内黏膜仅见破裂的灰白色疱壁。皮肤水疱多向周围扩大而松弛,疱壁塌陷、破裂、剥脱。损害受到摩擦时可发生疼痛。有时可并发多窍性黏膜损害。

（2）增殖型：口腔损害与寻常型相似，但在大疱破裂后剥脱面出现乳头状或疣状增生，形成高低不平的肉芽创面，有疼痛。

（3）落叶型：口腔损害少见，为浅表而小的糜烂。皮肤损害为红斑基础上的水疱，容易剥离成为落叶状的皮炎，好发于颜面及腹部。

（4）红斑型：是落叶型天疱疮的局限型。主要发生在颜面两颊与跨越鼻梁的"蝶形"落叶状损害。

（5）取新鲜完整大疱活检，可见大量松解的棘细胞。

**（三）治疗**

1.全身治疗

（1）首选皮质激素：用泼尼松每天剂量为 60～80 mg 或更多，至少服 6 周。症状控制后，逐渐减量至每天 10 mg 左右。疗程长短，视病情而定。

（2）免疫抑制剂：口服环磷酰胺 50 mg，或硫唑嘌呤 50 mg，每天 2 次。

（3）支持疗法：维生素 C、B 族维生素。进食困难者可输液。

（4）抗生素：继发感染者应用抗生素。

2.局部治疗

（1）含漱：用氯己定、雷弗奴尔、苏打液之类，或金霉素液含漱。

（2）止痛：1％～2％普鲁卡因液饭前 10 分钟含漱。

**（四）护理与预防**

（1）保持口腔清洁。

（2）流质、高蛋白饮食。

（3）坚持治疗，以防病情反复。

**二、家族性慢性良性天疱疮**

家族性慢性良性天疱疮又称 Hailey-Halley 病（HHD），是一种少见的常染色体显性遗传性大疱性皮肤病。该病由 Halley 兄弟于 1939 年首次报道，男女发病率大致相等，70％的患者有家族史。

**（一）病因**

已有研究表明，家族性良性慢性天疱疮遗传基因定位于 3q21-24，是编码高尔基体钙离子泵的 ATP2C1 基因发生突变所致。ATP2C1 基因 mRNA 在全身各组织都有表达，角质形成细胞表达量最高。

**（二）临床表现**

本病多于青春期以后发病，病程缓慢，病情较轻，夏季易加重。主要发病部位为颈、腋窝、腹股沟等易摩擦和创伤的部位。初起病损为红斑基础上的局限性小疱,疱壁松弛,易破溃形成糜烂及结痂。非典型表现有水疱、丘疹、脓疱、过度角化和疣状增生等。出汗、摩擦、皮肤感染等外界因素可诱发该病或加重病情。口腔较少出现损害,程度较轻,水疱尼氏征可阳性。

### (三)组织病理

组织病理显示表皮内棘层松解,基底层上方裂隙及水疱形成,疱内可见棘刺松解细胞,基底层上呈倒塌砖墙样外观。

### (四)治疗

本病治疗目前尚无特效方法,保持局部干燥,避免搔抓、摩擦,注意卫生,勤洗澡有助于减轻病情。大部分局部应用激素和抗生素治疗有一定疗效,严重的患者可考虑口服泼尼松每天 20～40 mg,能有效控制病损的扩展。其他药物如氨苯砜与泼尼松、雷公藤和抗生素联合应用能有效地控制病情。

### (五)预后

预后较好。有学者分析了 27 例病史超过 20 年的患者,其中病情逐渐改善、无变化、逐渐加重的例数分别为 17 例、7 例和 3 例。

### 三、大疱性类天疱疮

大疱性类天疱疮(BP)是一种好发于老年人的大疱性皮肤黏膜病,临床以躯干、四肢出现张力性大疱为特点。常见于 60 岁以上老年人,女性略多于男性。预后一般较好。

### (一)病因

目前多认为是一种自身免疫性疾病,取患者大疱周围的皮肤作直接免疫荧光检查,在表皮基膜可见连续细带状免疫荧光沉积,有 IgG,部分为 IgM,少量为 IgA、IgD、IgE。约 1/4 的患者有 $C_3$ 补体沉积。引起基膜带损伤主要是 IgG,它能激活补体。血清间接免疫荧光检查,显示患者血清中有抗基膜自身抗体存在,约 70％为 IgG 阳性。近年来对 BP 抗原研究显示 BP 存在两个分子量不同的抗原即 $BPAg_1$ 和 $BPAg_2$。$BPAg_1$ 的分子量为 230 kD,它位于基底细胞内,是构成半桥粒致密斑桥斑蛋白的主要成分。$BPAg_1$ 基因位于染色体 6Pterql5,基因组序列约 20 kb。$BPAg_2$ 分子量为 180 kD,是一个跨膜蛋白,具有典型胶原纤维结构。$BPAg_2$ 基因位于染色体 10q14.3,基因组序列约 21 kb。

**(二)临床表现**

本病好发于老年人,发病缓慢,病程较长,口腔损害较少。据报道 13%～33% 有口腔黏膜损害。损害较类天疱疮轻,疱小且数量少,呈粟粒样,较坚实不易破裂。尼氏征阴性。无周缘扩展现象,糜烂面易愈合。除水疱和糜烂外,常有剥脱性龈炎损害,边缘龈、附着龈呈深红色红斑,表面有薄的白膜剥脱,严重时可并发出血。病程迁延反复发作。皮肤损害开始可有瘙痒,继之红斑发疱,疱大小不等,大疱达 1～2 cm,疱丰满含透明液体,不易破裂,病损可局限或泛发,可发生于身体各部位,胸、腹、四肢较多见。尼氏征阴性。一般无明显全身症状。严重者伴发热、乏力、食欲缺乏等症状。病损愈合后,可遗有色素沉着。

**(三)病理表现**

口腔损害特点为上皮下疱,无棘层松解。结缔组织中有淋巴细胞、浆细胞、组织细胞和散在多形核白细胞浸润。直接免疫荧光检查,在基膜处有免疫荧光抗体沉积。

**(四)诊断与鉴别诊断**

1.诊断

本病病程缓慢,口腔黏膜损害较少见,且不严重。黏膜水疱较小而不易破裂,疱壁不易揭去,无周缘扩展现象,尼氏征阴性,破溃后较易愈合。皮肤水疱较大而丰满,伴有瘙痒。多发于老年人,但幼儿也可见。病程迁延反复,预后较好。

2.鉴别诊断

(1)天疱疮:见良性黏膜类天疱疮鉴别诊断。

(2)良性黏膜类天疱疮:口腔黏膜发生水疱、充血、糜烂等损害,以牙龈部位最多见,波及边缘龈和附着龈,类似剥脱性龈炎。口腔损害较天疱疮为轻。软腭、悬雍垂、咽腭弓等处黏膜破溃可形成粘连。眼结膜损害较为多见,可形成睑球粘连、睑缘粘连。约 1/3 患者可有皮肤损害。组织病理为上皮下疱,无棘层松懈现象。

(3)大疱性表皮松解症:为先天性遗传性疾病,水疱多发生于皮肤、黏膜等易受摩擦的部位。口腔黏膜、颊、腭、舌等部位,可发生水疱和糜烂,因摩擦创伤而发生。

(4)多形性红斑:口腔和皮肤损害常见水疱或大疱发生,唇部病损较为多见,颊、舌、口底也可见到,但很少累及牙龈。病理检查上皮表层多有变性改变,棘细胞层可见液化、坏死,但无棘层松解。并多呈急性发作,以中青年多见。

### (五)治疗

本病对类固醇皮质激素治疗反应较好。开始时多用较大剂量泼尼松以控制病情,每天 30～60 mg,多数患者病情能够缓解。亦可采用短时间氢化可的松静脉滴注,剂量每天 100～300 mg。

有报告用免疫抑制剂、细胞毒药物治疗本病有一定效果。一般多在泼尼松治疗后,待病情缓解,开始合用硫唑嘌呤或单独用硫唑嘌呤,每天 150 mg,逐步减至每天 50 mg,直至最后停药。亦有泼尼松与环磷酰胺合用的报道。

### (六)中医辨证

中医辨证论治基本与天疱疮相同。

### 四、副肿瘤天疱疮

副肿瘤天疱疮(PNP)1990 年由 Anhalt 首先报道,是一种特殊类型的天疱疮。它与肿瘤伴发,认为是一种独立性疾病。无论在临床上、病理上都有其特殊表现。

### (一)病因

目前认为 PNP 属自身免疫性大疱病。在肿瘤发生时,机体的免疫功能出现异常,从而诱发机体的自身免疫反应。目前已证实 PNP 有多种抗原物质,其中之一为桥斑蛋白。

### (二)临床表现

1.口腔病损

约90％的 PNP 患者有口腔病损,并可为本病的唯一表现。首发的疱性病损较少见,45％的患者仅表现为口腔广泛糜烂、溃疡,炎性充血,大量渗出物。累及颊、舌、腭、龈等多个部位。疼痛明显,影响进食。此外,PNP 患者口腔可具有多种不同的临床表现,如扁平苔藓样病损、多形红斑样、移植物抗宿主样反应等。顽固性口腔炎为其最常见到的临床特征。

2.皮肤损害呈多样性

在四肢的屈侧面和躯干部可出现泛发的紫红色斑丘疹,掌趾大片状紫红斑。此外,在四肢远端可见多形红斑样皮损,在红斑基础上出现水疱或大疱。尼氏征可阳性。伴有不同程度的瘙痒。

3.其他黏膜

眼结膜糜烂、眼周皮肤红斑、外阴部糜烂。此外,患者食管、气管也可糜烂。

**4.合并有良性或恶性肿瘤**

与 PNP 有关的肿瘤依次为非霍奇金淋巴瘤、慢性淋巴细胞白血病、Castlcman 病、胸腺瘤、分化不良的肉瘤、Waldenstrom 巨球蛋白血症、炎性纤维肉瘤、支气管鳞状细胞癌等。如为良性肿瘤,将肿瘤切除后 6～18 个月,黏膜皮肤病损可完全消退;若为恶性肿瘤,皮肤黏膜病损呈进行性加重,预后不良。

**(三)病理**

组织病理上同时具有天疱疮及扁平苔藓的特点。可见松解棘细胞,表皮内可见坏死性角质形成细胞为本病的组织病理特点之一。真皮浅层(或固有层)有致密的淋巴细胞及组织细胞浸润。

**(四)免疫病理**

(1)直接免疫荧光示棘细胞间有 IgG 沉积。

(2)间接免疫荧光显示患者血清中存有 IgG 自身抗体。

(3)PNP 患者血清抗体与膀胱上皮结合最强,此外还可与呼吸道、小肠及大肠、甲状腺上皮和肾脏、膀胱及肌肉(平滑肌和横纹肌)等多种上皮结合。以大鼠膀胱为底物行间接免疫荧光检查呈强阳性。

**(五)诊断**

(1)疼痛性黏膜糜烂和多形性皮损。

(2)组织病理示表皮内棘层松解、角质形成细胞坏死等。

(3)直接免疫荧光检查示 IgG 或补体表皮细胞间沉积或补体沉积于基膜带。

(4)间接免疫荧光检查示皮肤或黏膜上皮细胞间阳性染色,尚可结合于移行上皮。

(5)免疫印迹患者血清能结合 250 kD、230 kD、210 kD 和 190 kD 的表皮抗原。

(6)发现相伴的良性或恶性肿瘤。

免疫病理学检查对于副肿瘤性天疱疮的诊断具有重要意义。PNP 患者血清抗体与膀胱上皮结合最强,此外还可与呼吸道、小肠及大肠、甲状腺上皮和肾脏、膀胱及肌肉(平滑肌和横纹肌)等多种上皮结合。以大鼠膀胱为底物行间接免疫荧光检查可作为 PNP 的过筛试验,且可通过滴度的改变监测病情的变化。对怀疑为 PNP 的患者应作全身体检,如胸片、B 超或全身 CT 以寻找相伴的肿瘤。

### (六)治疗

首先应积极治疗原发的肿瘤,或手术切除,或放疗、化疗。皮肤黏膜损害视病情轻重,可给予类固醇皮质激素,一般起始量为 40～60 mg/d。

## 五、瘢痕类天疱疮

瘢痕性类天疱疮又称良性黏膜类天疱疮,是类天疱疮中较常见的一型。以水疱为主要临床表现,口腔与眼结膜等体窍黏膜损害多见。口腔可先于其他部位发生,牙龈为好发部位。严重的眼部损害可影响视力,甚至造成失明。中年或中年以上发病率较高,女性多于男性。

### (一)病因

一般认为本病为自身免疫性疾病,用直接免疫荧光法检查患者的组织,在基膜区有带状的 IgG 和/或 $C_3$ 沉积所致的荧光、ISG 常见的亚型:$IgG_4$。间接免疫荧光法检测患者血清发现有低滴度的自身抗体存在。近年来对瘢痕性类天疱疮抗原的研究显示,其位于基底细胞外半桥粒的下方,致密斑与透明斑的交界处,为一个由二硫键连接的多肽,分子量 165～200 kD。

### (二)临床表现

主要侵犯口腔黏膜及眼结膜。发病缓慢,病情迁延。口腔黏膜多首先受累,并可长期局限于口腔。2/3 的患者有眼损害,受侵严重者,可导致瘢痕粘连,甚至致盲。皮肤损害较少见。口腔黏膜主要表现为类似剥脱性龈炎样损害,牙龈为好发部位。局部充血发红水肿,形成 2～6 mm 的大疱或小疱,与寻常天疱疮不同,疱壁较厚,色灰白透明清亮,触之有韧性感,不易破裂。其次是疱破溃后无周缘扩展现象,疱壁不易揭起,尼氏征阴性。疱多在红斑基础上发生,疱破裂后形成与疱大小相同的红色糜烂面。如继发感染则形成溃疡基底有黄色假膜的化脓性炎症。疼痛较轻,多不影响进食。疱破溃后糜烂面愈合需两周左右,愈合后常发生瘢痕粘连。严重的病例可在软腭、扁桃体、悬雍垂、舌腭弓、咽腭弓等处造成黏膜粘连,瘢痕畸形。眼部病变可和口腔黏膜损害一起出现。病变开始时较为隐匿,早期可为单侧或双侧的反复性结膜炎,患者自觉有灼热感、异物感。伴有水疱发生,而无破溃。后结膜发生水肿,在眼球结膜之间出现纤维粘连。也可在眼睑边缘相互粘连,可导致睑裂狭窄或睑裂消失,甚至睑内翻,倒睫以至角膜受损、角膜翳斑而影响视力。眼部水疱病损可发生糜烂或溃疡,但较少见。随着病情发展,角膜血管受阻,并被不透明肉芽组织和增殖结缔组织遮盖而使视力丧失。泪管阻塞,泪腺分泌减少。其他孔窍如鼻咽部黏膜、食管黏膜及肛门、尿道、阴道等处黏膜也可发生糜烂炎症。皮肤病损较少见,少数患者皮肤可出现红斑水疱,疱壁厚而不易破裂。破后呈溃疡面,以后结痂愈合,但愈合时间较长,可遗留瘢痕和色素沉着。

**(三)病理**

1.组织病理

组织病理为上皮下疱,基底细胞变性,致使上皮全层剥离。结缔组织胶原纤维水肿,有大量淋巴细胞、浆细胞及中性粒细胞浸润。

2.细胞病理

用直接免疫荧光法在基膜区荧光抗体阳性,呈翠绿色的基膜荧光带。

**(四)诊断与鉴别诊断**

1.诊断依据

口腔黏膜反复发生充血、水疱及上皮剥脱糜烂,牙龈为好发部位。疱壁较厚而不易揭去,尼氏征阴性。损害愈合后,常发生瘢痕粘连。眼可发生睑球粘连,皮肤病损较少见。组织病理检查无棘细胞层松解,有上皮下疱。直接免疫荧光检查,在基膜处可见免疫球蛋白抗体。

2.鉴别诊断

(1)天疱疮:早期常在口腔黏膜出现疱性损害,病损发生广泛。疱破后有红色创面而难愈合,疱壁易揭起,有周缘扩展现象,尼氏征阳性。组织病理检查有棘层细胞松解,有上皮内疱。细胞学涂片检查可见棘层松解细胞,即天疱疮细胞。免疫荧光检查可见抗细胞间抗体阳性,呈鱼网状翠绿色的荧光带。

(2)扁平苔藓:有疱性损害或糜烂型扁平苔藓,尤其是发生于牙龈部位的扁平苔藓,与良性黏膜类天疱疮相似。应仔细观察有无扁平苔藓病损的灰白色角化斑纹。必要时应借助组织病理检查。扁平苔藓上皮基底层液化变性,胞核液化,细胞水肿,基膜结构改变。而良性黏膜类天疱疮,为上皮下疱,上皮本身完好,基底层通常完整,变性较少。在扁平苔藓有时在固有层可见嗜酸染色小体(胶样小体)。

(3)大疱性类天疱疮:是少见的慢性皮肤黏膜疱性疾病,病程较长。口腔黏膜损害约占1/3病例,疱小而少,不易破溃,症状轻,多不影响进食。尼氏征阴性。本病多发生于老人,皮肤出现大小水疱,不易破裂,预后留有色素沉着。常伴有瘙痒症状。预后较好,可自行缓解(表4-1)。

表 4-1　三种大疱类疾病症状对比表

| 项目 | 寻常性天疱疮 | 大疱性类天疱疮 | 良性黏膜类天疱疮 |
|---|---|---|---|
| 性别 | 男性较多见 | 女性略多于男性 | 女性较多见好发 |
| 年龄 | 中老年多发,40岁以上多见 | 老年多见,60岁以上为多 | 以老年为多 |
| 水疱 | 较小,疱壁松弛而薄,易破裂 | 疱较大丰满,疱壁紧张不易破裂 | 小疱或大疱,疱壁较厚不易破裂,疱液清亮 |
| 好发部位 | 黏膜多发可见于任何部位,口腔受损可达100%且严重、常先发于皮肤损害以头、躯干为多 | 口腔损害较少见约占1/3,且较轻。皮肤损害较多见,躯干好发 | 口腔牙龈好发,似剥脱性龈炎,眼结膜易被累及,黏膜损害易发生瘢痕粘连,约1/3有皮肤损害发于胸、腋下、四肢屈侧 |
| 尼氏征(Nikolsky sign) | 阳性,有周缘扩展,不易愈合 | 阴性,多无周缘扩展,易愈合 | 阴性,无周缘扩展,愈合较慢 |
| 组织病理 | 上皮内疱,有棘层松解 | 上皮内疱,无棘层松解 | 上皮内疱,无棘层松解 |
| 免疫荧光 | 抗细胞间抗体阳性,呈鱼网状翠绿色荧光带 | 基膜有免疫荧光带状抗体 | 基膜抗体阳性呈翠绿色荧光带 |
| 全身状况 | 可伴有发热、感染,逐渐衰弱 | 一般较好,可有或无全身不适 | 良好 |
| 预后 | 不良 | 较好 | 好 |

## (五)治疗

本病无特效疗法,主要采取支持疗法,保持口腔、眼等部位清洁,防止继发感染和并发症。对于病情严重患者,全身应用类固醇皮质激素治疗有时能收到效果。但病损只限于口腔黏膜时,则应避免全身使用皮质激素,因长期大量应用会对全身造成不良影响,并且效果也常不理想。因此常以局部应用为主,如泼尼松龙、曲安奈得、倍他米松、地塞米松等局部注射或外用。局部也可涂养阴生肌散、溃疡散等。同时应用0.12%氯己定溶液、0.1%依沙吖啶溶液含漱,以保持口腔卫生和减少炎症。

## (六)中医辨证

中医辨证本病为肝肾阴虚、湿热内蕴。治宜滋补肝肾,清热祛湿,健脾解毒。方药如杞菊地黄汤、五苓散、二妙丸等加减。

# 第三节　口腔黏膜感染性疾病

## 一、伪膜性口炎

伪膜性口炎是指由几种球菌引起的口腔黏膜急性炎症。在口腔的病损都是以形成假膜为特点,故又称伪膜性口炎。

### (一)病因

为金黄色葡萄球菌、溶血性链球菌、肺炎双球菌、草绿色链球菌等。

### (二)诊断要点

(1)口腔黏膜糜烂或溃疡,病损表面形成灰白色假膜,范围大小不等,略高出黏膜表面。

(2)局部疼痛明显,无特异口臭。可伴发热、颌下淋巴结肿大等。

(3)假膜涂片或细菌培养。

### (三)治疗

1.全身治疗

(1)抗菌消炎:选用广谱抗菌药物,如四环素,磺胺等;或根据药敏培养结果选用合适的抗菌药物。

(2)B族维生素及维生素 C,口服。

2.局部治疗

可选用 0.25％金霉素液含漱,0.05％氯己定液,银花甘草煎水漱口。局部涂抹珠黄散、冰硼散等药物。疼痛明显者可用 1％普鲁卡因溶液饭前含漱。

### (四)护理与预防

(1)宜半流质饮食。

(2)保持口腔卫生。

(3)注意休息。

## 二、单纯疱疹

本病是由单纯疱疹病毒引起的一种全身性疾病而见口腔病损者。病变发生在口腔黏膜时称疱疹性口炎;发生在唇周皮肤或颊部皮肤者,称唇或颊疱疹。

6 岁以下儿童好发。

**(一)病因**

主要为 Ⅰ 型单纯疱疹病毒,也有少数为 Ⅱ 型。通过飞沫和接触传染,全身抵抗力降低时发病。

**(二)诊断要点**

(1)多见于 3 岁以下的婴幼儿,有骤然发热史,体温逐渐下降后,口腔病情逐渐加重,拒食流涎,区域淋巴结肿大。

(2)唇周皮肤或口腔黏膜可见散在或成簇的透亮小疱疹。

(3)口腔内侧黏膜均可累及,黏膜呈片状充血、疼痛,其上育成簇的小溃疡,有的互相融合成较大的溃疡,边缘不齐,疡面覆有黄白色假膜,愈合不留瘢痕。

(4)成年患者全身反应较轻,并可复发。

**(三)鉴别诊断**

应与疱疹性咽峡炎、多形性红斑、手足口病等区别。疱疹性咽峡炎是柯萨奇病毒 A 引起的急性疱疹性炎症,但发作较轻,全身症状多不明显,病损分布限于口腔局部,软腭、悬雍垂、扁桃体等处,丛集成簇小水疱,疱破成溃疡,无牙龈损害,病程 7 天左右。

**(四)治疗**

1.全身治疗

(1)支持疗法:口服大量多种维生素。病情较重。影响进食者,予以输液。

(2)抗病毒治疗:可选用吗啉胍、盐酸吗啉呱、板蓝根冲剂之类。

(3)对反复发作者可选用丙种球蛋白 3～6 mL,肌内注射,每周 2 次。

2.局部治疗

(1)含漱:可选用 0.1％雷夫奴尔液或 3％过氧化氢漱口。继发感染者可用 0.25％金霉素溶液含漱。

(2)外涂:唇疱疹可用 0.1％碘苷或炉甘石洗剂。

**(五)护理与预防**

(1)半流质饮食。

(2)适当休息。

(3)对患儿应予隔离,避免与其他儿童接触。

**三、带状疱疹**

本病为病毒感染性疾病。特点是剧烈疼痛,沿神经走向发生水疱、溃疡,呈单侧分布。疱疹单独或成簇地排列并呈带状。中年以上多见,无明显性别差异。

**(一)病因**

致病病毒为带状疱疹病毒,通过唾液飞沫或皮肤接触而进入人体,侵犯神经末梢,潜伏于脊髓神经的后结节或脑神经髓外节、三叉神经节,当机体抵抗力下降时发病。

**(二)诊断要点**

(1)发病迅速,病前可有发热、全身不适等前驱症状。

(2)患侧皮肤有烧灼感,神经性疼痛,继而出现小水疱,且疼痛与疱疹沿着三叉神经区域分布,损害多为单侧不超过中线。

(3)口内疱疹较易破裂而成糜烂面;皮肤疱疹破裂较缓,逐渐形成黄色结痂脱落,病程 2～5 周,愈合不留瘢痕。

(4)可发生历时较久的类似神经痛的后遗症,本病愈后很少复发。

**(三)鉴别诊断**

应与单纯疱疹、手足口病、疱疹性咽峡炎等区别。

**(四)治疗**

**1.全身治疗**

(1)抗病毒:可肌内注射板蓝根注射液,口服吗啉胍等。

(2)止痛:苯妥英钠 300 mg,或卡马西平 600～800 mg,每天分 3 次服用。

(3)注射:肌内注射维生素 $B_1$ 或维生素 $B_2$ 隔天 1 次。

**2.局部治疗**

病损局部可涂 1% 甲紫,炉甘石溶液可帮助水疱吸收、干燥、脱痂。

**(五)护理与预防**

(1)保持局部清洁,避免摩擦病损部位。

(2)忌食烟、酒、辛辣厚味与发物。

(3)加强锻炼,提高机体免疫功能。

**四、口腔念珠菌病**

本病是指口腔黏膜广泛的感染呈小点或大片凸起,如凝乳状的假膜。多见于婴幼儿。

**(一)病因**

(1)婴幼儿患本病主要来自母体的白色念珠菌感染或哺乳器消毒不严所致。

(2)成人患本病多由于体质虚弱或长期大量应用抗生素或免疫抑制剂后使某些微生物与白色念珠菌之间的拮抗失调引起。

**(二)诊断要点**

(1)多见于婴幼儿,患儿常烦躁不安、低热、拒食,在成年人,自觉症状不明显。

(2)口腔任何部位均可受累,病损为片状白色斑块,周围有散在的白色小点,有如残留的奶块,不易擦去,强行剥离,可见溢血糜烂面。周围黏膜正常或轻度充血。

(3)涂片可查见菌丝或芽孢,培养可查见白色念珠菌。

**(三)治疗**

1.局部治疗

用2％～4％碳酸氢钠溶液或2％硼砂、0.05％氯己定液清洗口腔。病损区涂布1％～2％甲紫,每天3～4次。

2.全身治疗

重症者可口服制霉菌素:小儿5万～10万U;成人50万～100万U,每天3次。

**(四)护理与预防**

(1)注意口腔清洁卫生。

(2)食具定期消毒。

(3)避免长期大量使用广谱抗生素或免疫抑制剂。

**五、口腔结核**

**(一)病因**

由结核杆菌通过黏膜或口周皮肤的创伤而感染。

**(二)诊断要点**

(1)多有全身结核病史或结核病接触史。

(2)口腔黏膜某部位见有结核性溃疡。溃疡面积较大,损害边缘不整齐,似鼠啮状。疡面密布粟粒状的紫红色或桑葚样肉芽肿,上覆少量脓性分泌物。

(3)病损位于鼻唇部皮肤见有寻常狼疮。一般无明显的自觉症状,损害为散在分布的数量不等的绿豆至黄豆大小的结节,且不断扩大融合,也可静止或萎缩,破溃后形成溃疡。

(4)进行胸透、血沉、结核菌素试验有助诊断。

**(三)治疗**

1.抗结核治疗

用异烟肼 0.1 g,口服,每天 3 次;利福平 0.45 g,顿服,疗程 6 个月以上。

2.局部治疗

0.5%达可罗宁涂布,或链霉素 0.5 g 于局部封闭。

**(四)护理与预防**

(1)保持口腔清洁卫生,以防继发感染。

(2)及时去除有关的创伤因子。

## 六、坏疽性口炎

**(一)概述**

1.病因

螺旋体和梭形杆菌感染,合并产气荚膜杆菌与化脓性细菌的感染。

2.临床表现

单侧颊黏膜上出现紫红色硬结,迅速变黑脱落遗留边缘微突起的溃疡面,向深扩展,并有大量坏死组织脱离,腐烂脱落导致"穿腮露齿",有特异性腐败恶臭,称为坏疽性口炎或走马疳。

**(二)治疗**

局部用 1.5%～3%过氧化氢冲洗去除坏死组织;全身抗感染要给予足量广谱抗生素,如青霉素、红霉素等,也可使用甲硝唑、替硝唑等;全身应给予高维生素、高蛋白饮食,加强营养,必要时可补液、输血。

## 七、手足口病

**(一)概述**

手足口病是一种儿童传染病,以手、足和口腔黏膜疱疹或破溃成溃疡为主要临床特征。

1.病因

柯萨奇 A-16 型病毒与肠道病毒 71 型感染。

2.临床表现

潜伏期为 3～4 天,多无前驱期症状,常有 1～3 天的持续低热,口腔和咽喉疼痛。发疹多在第2天,呈离心分布,多见于手指、足趾背面及甲周。开始为玫瑰红色斑丘疹,1天后形成小水疱。发生于口内时极易破溃形成溃疡面,上覆灰黄色假膜。

3.诊断与鉴别诊断

根据临床表现可做出诊断(季节、临床表现、年龄),应与单纯性疱疹性口炎、疱疹性咽峡炎相鉴别。

**(二)预防和治疗**

1.预防

(1)隔离、消毒及时发现疫情,隔离患者(1周)。注意日常用品、玩具的消毒。

(2)增强机体免疫力有接触史的婴幼儿及时注射1.5～3 mL的国产丙种球蛋白。

2.治疗(注意药物适应证与禁忌证)

(1)对症治疗:注意休息和护理。口服维生素 $B_1$ 和维生素 C。

(2)抗病毒治疗:利巴韦林,每次 200 mg,每天 4～6 次,口服;或 5～10 mg/(kg·d),每天2次,肌内注射,5天为1个疗程。

(3)中医中药治疗:板蓝根冲剂,每次 1 包,每天 2 次,冲服。

(4)局部用药:主要用于口腔溃疡,如各种糊剂和含片。

# 第五章

# 口腔颌面部炎症

## 第一节　智齿冠周炎

智齿冠周炎是发生在阻生智齿牙冠周围软组织的化脓性炎症。多发生在18~25岁,智齿萌出期的年轻人。下颌比上颌的多见。

### 一、病因

智齿是全口牙中萌出最晚的牙,常因空间不足,多被阻生或位置不正,尤其是下颌智齿更多阻生。此时,智齿牙冠被一层软组织龈瓣所覆盖,龈瓣和牙冠之间形成一个间隙盲袋。这盲袋是窝藏食物残渣、渗出物及细菌的天然场所。在人体抵抗力强、智齿冠周软组织健康的情况下,常驻盲袋内的细菌与人体相安共处。然而,当人体抵抗力下降,或局部龈瓣受创伤,或细菌毒力增强时,就会发生冠周炎。致病菌多为葡萄球菌、链球菌及其他口腔细菌,特别是厌氧菌。发病的诱因可以是感冒、上呼吸道感染、过度油腻食物、便秘、过度劳累、月经期及上颌智齿下垂咬伤对口牙龈等因素,都可降低机体抵抗力而导致冠周炎的发生。

### 二、临床表现

智齿冠周炎可有急性期和慢性期。

#### (一)急性期

根据其炎症的范围和严重程度又可分为轻、重两型,更便于认识和处理。

1.轻型

全身症状较轻或不明显。龈瓣有局限性红肿和疼痛。盲袋可有少量渗出。有轻度咀嚼触痛及吞咽痛但无明显的开口困难。

2.重型

症状严重,炎症范围较广。全身有发冷发热、倦怠、尿黄、便秘、脉快、白细胞计数增多及肿大。局部冠周软组织红肿和压痛的范围广泛,可达全磨牙后区、颊侧前庭沟和舌侧沟。伴有面颊部的充血和水肿、吞咽疼痛及开口受限。一般认为炎症刺激磨牙后区的咽上缩肌和颞肌附着是引起吞咽疼痛及开口困难的最早原因。本型常有严重的并发症。

(二)慢性期

可以是原发的,也可以是急性期后迁延所致。这时,全身症状及局部红肿基本消退,但局部软组织较硬、盲袋有渗出物,颊部黏膜或皮肤可有瘘管,可有轻度开口受限。下颌下淋巴结有时肿大。如果不除去智齿和盲袋,炎症常会急性发作。反复发作,易导致感染的扩散。

三、并发症

智齿冠周炎的扩散可引起严重的颌周间隙感染、颌骨骨髓炎及全身败血症。感染的局部扩散途径:向颊侧前方的颊肌内侧黏膜下扩散,形成下颌前庭沟脓肿或瘘管,因多位于下第1、2磨牙处,故要与其牙槽脓肿鉴别。后者应有牙髓及根尖的病变,而冠周炎的扩散则没有。智齿冠周脓肿若穿出颊肌,可形成颊部皮下脓肿及颊皮肤瘘,位于咬肌前下角处。脓液若向后外方扩散,可形成咬肌间隙感染。向后内方扩散,可发生翼下颌间隙、颞下间隙、咽旁间隙等感染。脓液向内侧扩散,会出现咽峡前、舌下间隙感染。再向下方扩散时,则发生下颌下间隙及口底蜂窝织炎。感染还可侵犯颌骨,引起颌骨骨髓炎。

四、诊断

发现有阻生智齿及其周围软组织的红肿疼痛,不难诊断为智齿冠周炎。冠周炎的面颊部水肿充血,要和咬肌间隙、颊部感染等鉴别。智齿冠周炎的颊面部肿胀为反应性水肿,软而触痛不显,而后两处的间隙感染为炎症浸润、硬、触痛明显,有可凹性水肿。磨牙后区的恶性肿物也有肿块、疼痛与开口困难。依照病史、X线片及病理切片检查可鉴别。

五、治疗

(一)急性期

1.全身疗法

轻型者可口服磺胺类药加增效剂、土霉素、螺旋霉素等;也可服用中草药,如风寒感冒引起者服银翘解毒丸,胃火便秘者服牛黄解毒丸。重型者可应用青霉素肌内注射。同时注意休息、流食及补充维生素 C 等支持疗法。

2.局部疗法

常用 1∶5 000 高锰酸钾液或 1% 过氧化氢液,以钝细针头伸入盲袋冲洗脓液、细菌及食物残渣,然后将浓碘甘油或冰硼散或樟脑酚细棉捻置入盲袋,每天1 次,有消炎止痛的作用。同时,用 0.05% 氯己定液含漱,一天 3 次,有促进血循环和清洁杀菌的作用。针灸、理疗有消炎、止痛及缓解开口困难的作用。

3.手术疗法

(1)脓肿切开引流。脓肿形成和切开的指征:局部有红肿、压痛、变软及波动感;全身有发热、白细胞增多,为期已 3～5 天。智齿冠周脓肿的切开部位有3 处:①垂直阻生齿的𬌗面处脓肿,应作近远中向的龈瓣切开,达𬌗面,再用镊子作颊、舌向盲袋分离,放出脓栓、冲洗、放橡皮条引流。②智齿颊侧骨膜下脓肿,应作近远中向切开达骨面,冲洗,放引流条。③智齿舌侧脓肿,只应近远中向切开黏膜,即改用止血钳钝性分离到脓腔,以免损伤舌神经。有开口困难者,可先选用高位局部麻醉,松弛咀嚼肌,再行冠周脓肿切开。

(2)拔除上颌智齿:如果上颌智齿下垂并咬在对颌冠周软组织上,使炎症长期不消退者,应及早先拔除上颌智齿。

(3)关于急性炎症期是否拔除智齿的争论:由于阻生智齿拔除术较复杂,创伤大,位置又较后,炎症期开口困难和有感染扩散的危险,所以一般主张待急性炎症消退后,及早拔除病源牙。但也有不少人报道,对于那些炎症早期、轻型、垂直位阻生和全身情况较好的阻生齿,在抗生素的治疗下,早期拔除阻生智齿,有利引流和消炎,缩短疗程。对于开口困难者,还可在高位封闭麻醉下强行开口,进行拔牙。尽管这种有条件的手术能发挥一定的作用,但还是应慎重对待,以防引起严重的并发症。

(二)慢性期

1.龈瓣切除术

切除龈瓣的目的是消灭窝藏细菌的盲袋。方法是梭形切除包在牙冠周围的龈瓣,以完全暴露牙冠为止,然后缝合或填塞碘仿纱布条。但是此法术后龈瓣复生者很多,所以要严格掌握手术的适应证。只有在正位智齿,有对颌牙,在第 2 磨牙到下颌升支前缘之间。

2.阻生智齿的拔除

阻生智齿的拔除是根治智齿冠周炎的主要手段。应及早拔除那些曾有症状的阻生智齿,预防冠周炎的复发。

# 第二节 颌面部间隙感染

颌面部间隙感染是指发生在颌骨、肌肉、筋膜、皮肤之间的疏松结缔组织的急性化脓性炎症。炎症弥散性者称为蜂窝织炎,局限性者称为脓肿。

## 一、临床表现及诊断

颌面部间隙感染的临床表现及诊断有以下一些特点。

### (一)发病之初

常有原发病的病史,应仔细查问。如牙根尖炎、牙周炎、智齿冠周炎、颌骨骨髓炎、淋巴结炎、唾液腺导管结石、唾液腺炎、扁桃体炎、上呼吸道感染、鼻窦炎、皮肤疖痈、眼耳鼻等感染,颌面部外伤、注射和手术等,都可以带进细菌,引起颌面部间隙感染。

### (二)全身症状

症状明显,有发冷发热、白细胞计数增高、血沉加快、全身不适、局部淋巴结肿大等。

### (三)局部症状

炎症区红肿高突、发硬,皮肤紧,捏不起皱褶、有压痛和凹陷性水肿。这些症状是炎症细胞浸润、渗出和淋巴回流障碍的结果。在炎症区的四周则是反应性水肿区,较软、皮肤可捏起皱褶、无压痛。

### (四)脓肿的诊断与切开引流的指征

脓肿时中心液化变软。表浅的脓肿,可在皮肤或黏膜侧见到红肿,扪之压痛、变软和波动感。但深部脓肿,常因被肌肉、筋膜所隔,扪之发硬而无波动感。这时脓肿的诊断要依据:发病已4～5天,体温和白细胞计数仍高,有跳痛,局部红肿、压痛和可凹性水肿明显,表示其深部有脓液聚积,应作穿刺抽脓诊断。穿刺有脓时应常规作细菌培养及药物敏感试验,并作脓肿切开引流。

### (五)并发症的判断

颌面部间隙感染常有严重的全身和局部并发症,应及时诊断和处理,否则危及生命。

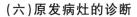

**（六）原发病灶的诊断**

除了仔细询问病史,还要做深入的检查,包括一些特殊检查,如X线检查等。发现和去除病源才能根治间隙感染。

颌面部有许多肌肉,可分成许多个肌肉筋膜间隙。脓液可以局限在某一个间隙内,但也可以互相扩散,形成多间隙的感染。现将各间隙感染的特点分述如下。

## 二、上唇基底脓肿

**（一）局部解剖**

位于鼻孔下方,上唇基底部、双侧鼻唇沟之间。内含口轮匝肌。

**（二）感染来源**

由上前牙根尖炎及上唇痈扩散来。

**（三）临床特点**

上唇基底部的皮肤及前庭沟有明显的红肿、压痛和波动感。邻近的眶下区可有反应性水肿。病源牙可有叩痛。感染会向眶下间隙扩散。

**（四）脓肿切开**

多采取口内前庭沟处切开引流。消炎后处理病源牙。

## 三、眶下间隙感染

**（一）局部解剖**

眶下间隙上界眶下缘,下界上牙槽嵴,内界鼻外侧,外界颧骨,表面是皮肤,底面是上颌骨前壁。内容有疏松结缔组织、脂肪、提上唇肌、颧肌、提口角肌、面静脉、面动脉、眶下血管、神经及淋巴结等。

**（二）感染来源**

感染多来自上颌尖牙、前磨牙的感染和上唇基底脓肿的扩散。偶见上颌窦炎穿破前壁引起本间隙感染。婴幼儿上颌骨骨髓炎常伴有眶下间隙蜂窝织炎。

**（三）临床特点**

轻者上颌尖牙凹处皮肤及前庭沟处红肿、压痛、有波动感。重者全眶下区皮肤及口腔前庭沟处红肿、压痛及波动感。邻近眶下区的下眼睑、鼻侧、上唇及颊部出现反应性水肿,眼睛不能睁开,唇颊活动受限。

### (四)感染的扩散

可向上唇、眶内、颊部等处扩散。严重者会沿内眦静脉扩散引起化脓性海绵窦血栓性静脉炎。

### (五)脓肿切开

多采用口内切口,在上颌单尖牙、前磨牙的前庭沟处做平行于牙列的横切口,切开黏膜。插入大弯止血钳,达到脓腔处,张大钳喙,扩腔放出脓液,冲洗脓腔,并置入橡皮引流条。隔天换药。

## 四、颊部感染

### (一)局部解剖及感染来源

颊部的境界其皮肤侧是上界颧骨、下界下颌骨下缘、前界鼻唇沟、后界咬肌前缘;其黏膜侧是前到口角,后达翼下颌皱襞,上、下界为口腔前庭沟;颊部的外侧壁是颊皮肤,内侧面是颊黏膜。

颊部以颊肌和咬肌为界,又可分成两个区域。

1.颊肌外侧后部间隙

此间隙位于颊肌和咬肌之间,后界翼下颌韧带、翼内肌前缘和下颌支前缘,前界咬肌前缘并前通颊肌外侧的前部皮下组织。Thoma 等称此处为颊间隙。此间隙充满颊脂体与疏松组织并向上伸入颞下间隙。此间隙感染多来自下颌智齿冠周炎、或上颌磨牙的感染、或咬肌间隙和颞下间隙感染的扩散。

2.颊肌外侧前部皮下组织

此区域的范围就是颊部皮肤的范围,是咬肌前方的颊肌外侧皮下组织。内含颊脂体、疏松结缔组织及一些重要的神经、血管、导管和淋巴结。即自上而下横行排列有:面神经颧支、上颊支,腮腺导管,面神经下颊支、下颌缘支及颊长神经;还有面静脉和面动脉斜行通过上述神经的深方;以及颊、颌上两组淋巴结。此区的蜂窝织炎多来自颊部的淋巴结炎的扩散,也可以是上、下颌磨牙,皮肤疖肿及邻近间隙感染的扩散。

### (二)临床特点

由于脓肿所在区域和感染来源的不同,临床表现也有些差异。

当脓肿位于颊部黏膜下层时,口腔黏膜侧的红肿、压痛、波动感明显,这时颊部皮肤侧只有相应的水肿反应;但是,脓肿位于颊部皮下区时,颊部皮肤的红肿、压痛,甚至波动感就很明显了。另外,颊前部的感染虽可有一些开口困难,而颊后部的感染就会引起较重的开口困难。还有,不同感染源引起的颊部脓肿部位也各有特点,如下颌智齿冠周炎最易引起下颌第1、2磨牙的颊侧前庭沟脓肿和颊肌咬肌之间的脓肿,并出现咬肌前下角处皮下脓肿或皮瘘。因上颌牙感染的扩散所致的脓肿先发生在颊部上半部分。颊淋巴结炎的扩散通常开始在颊中、下部的皮下区。

### (三)感染的扩散

可向周围的咬肌间隙、颞间隙和颞下、翼下颌、下颌下等间隙扩散。

### (四)脓肿切开

按美观要求,颊间隙脓肿尽可能从口内颊黏膜切开引流。应在颊黏膜的下方,做平行于牙列的横切口,长2～3 cm。因为低位切口有利于脓液的引流和不损伤腮腺导管。切开黏膜后,用弯止血钳插入黏膜下的脓腔引流。当颊部皮下脓肿时,止血钳还须分开颊肌后才能进入脓腔。

颊部皮下脓肿较广泛或较表浅时,可选用皮肤下颌下切口,于下颌下缘下1.5 cm处,平行于下颌下缘作2～3 cm长的皮肤切口,用大弯止血钳从皮下由下而上越过下颌下缘,进入颊间隙,扩腔排脓,冲洗,置入凡士林纱布条。隔天换药。

### 五、咬肌间隙感染

### (一)局部解剖

咬肌间隙为咬肌与下颌支之间的潜在间隙,上界颧弓,下界下颌角及下颌缘,前为咬肌前缘,后为腮腺。内含疏松结缔组织、咬肌血管和神经。

### (二)感染来源

多来自下颌智齿冠周炎或下颌磨牙感染的扩散。此外,下颌骨骨髓炎常并发此处感染,邻近间隙的感染也可扩散到此。

### (三)临床特点

咬肌区有明显的红肿和压痛,并伴有严重的开口困难。红肿常以下颌角为中心,也有的因咬肌在下颌支的附近较高,而肿胀的中心也高些。此间隙脓肿因被强大的咬肌和筋膜所覆盖,所以扪不到波动,而有明显的凹陷性水肿,应做穿刺抽脓来确定诊断。有时,日久不能排脓,会并发下颌骨骨髓炎。

### (四)感染扩散

咬肌间隙感染可向颞间隙、颊间隙、腮腺区及翼下颌、颞下间隙扩散,还会侵犯下颌支。

**(五)脓肿切开**

多采用下颌角下的皮肤切口。在下颌角下 1.5 cm 处,做 4～5 cm 长的平行于下颌角的皮肤切口。切开皮肤、皮下及颈阔肌,用大弯止血钳,贴着下颌支外侧面,穿过咬肌,插入脓腔,扩腔引流。为了使脓液引流通畅,也常切开咬肌的下颌支附着。同时,应探查下颌支是否有骨皮质的粗糙或破坏。最后冲洗脓腔并置入凡士林纱布条。隔天换药。

口内切口是沿下颌支前缘,切开黏膜及颊肌,止血钳插进咬肌间隙,引流脓液。但因此处并非咬肌间隙的最低处,引流不够理想,故本法不常用。

**六、翼下颌间隙感染**

**(一)局部解剖**

本间隙位于翼内肌和下颌支之间,上界为翼外肌下缘并直接上通颞下间隙,下界下颌角及下颌下缘,前界翼下颌韧带,后界腮腺。内容除疏松结缔组织外,有下牙槽神经和血管、舌神经、下颌舌骨肌神经和血管。

**(二)感染来源**

本间隙感染常来自下颌智齿冠周炎及下颌磨牙感染的扩散。下颌传导麻醉、下颌智齿摘除术及其断根被冲入翼下颌间隙,都会带入细菌。还有邻近间隙感染会扩散到此。

**(三)临床特点**

此间隙感染位于下颌支的深面,炎症早期面部的红肿不明显,故难以诊断。但是,患者会有面侧深区的疼痛,并放散到耳颞部,还有渐进性开口困难和全身发冷发热、白细胞计数增高等表现。检查时可发现此间隙的前界翼下颌皱襞处黏膜红肿和压痛,在下颌角内侧及后方的皮肤有肿胀及深处压痛。穿刺抽脓可协助诊断。

**(四)感染扩散**

翼下颌间隙感染会扩散到颞下和颞间隙、咽旁间隙、腮腺区、舌下及下颌下间隙。有时可侵犯下颌支内侧骨质。

**(五)脓肿切开**

此间隙脓肿可从口内切开。沿翼下颌皱襞外侧,垂直切开黏膜及颊肌,用长弯止血钳向下颌支内侧插入翼下颌间隙,扩腔引流脓液。对于严重的翼下颌间隙感染,应做口外皮肤切口。切口的部位与咬肌间隙的下颌下皮肤切口相同,只是到达下颌角后,却沿下颌支内侧,用止血钳分开翼内肌,插进翼下颌间隙,扩腔引流。

### 七、颞下间隙感染

#### (一)局部解剖

颞下间隙位于面侧深区,面部各间隙的中央部位,上界为颞骨的颞下嵴并上通颞深间隙,下界为翼外肌的下缘并向下直通翼下颌间隙,前界为上颌骨后壁,后界为茎突及其诸肌,外界为颧骨颧弓及喙突和髁突,内界为翼外板。间隙内含翼静脉丛、上颌动脉和静脉及其分支、三叉神经下颌支及其各分支、上牙槽后神经等。

#### (二)感染来源

常见的感染源是上颌磨牙的感染,也有上颌结节麻醉或翼外肌封闭时带进的感染,还有邻近间隙感染扩散而来。

#### (三)临床特点

感染深在,早期炎症时面部红肿可不明显,但出现面侧深部的疼痛和开口受限、全身发热、白细胞计数增高的症状。检查时,可见上颌结节处的前庭沟红肿和压痛。随后,此间隙四周的面部可出现肿胀,如乙状切迹、颧弓上方及眶下区的肿胀。常伴有其下方的翼下颌间隙的感染。

#### (四)感染扩散

感染向上扩散到颞深间隙,可通过卵圆孔和棘孔进入颅内。感染向前进入眼眶、颊间隙,向下直达翼下颌间隙,向内扩散到翼腭窝和咽旁间隙,向后扩散到腮腺,向外到咬肌间隙或侵犯髁突。通过翼静脉丛引起颅内感染。

#### (五)脓肿切开

本间隙脓肿常做口内切口,在上颌结节的前庭沟处,红肿和压痛最明显的部位,做平行于牙槽嵴的黏膜切口,弯钳插入颞下间隙,扩腔引流脓液。如果合并翼下颌间隙感染时,最佳引流切口还是下颌角下方的皮肤切口。

### 八、颞间隙感染

#### (一)局部解剖

颞间隙是颞肌所在的部位,颞肌又将颞间隙分为两部分:颞肌与浅面的筋膜之间为颞浅间隙,与咬肌间隙相通;颞肌与深面的颞骨鳞部之间是颞深间隙,与颞下间隙相通。

**(二)感染来源**

本间隙感染多由邻近间隙的感染扩散而来,如咬肌间隙和颞下间隙的感染。

**(三)临床特点**

本间隙感染时,颞区皮肤红肿、压痛并有凹陷性水肿,周围的反应性水肿可达眼眶、额、顶、枕及颧部,还有明显的开口困难。

**(四)感染扩散**

颞间隙感染可向四周扩散,如额、顶、枕、颧部。颞深间隙脓肿可侵犯颞骨鳞部,导致颞骨骨髓炎及脑膜炎。

**(五)脓肿切开**

对于局限性的脓肿及颞浅间隙的感染,可做平行于颞肌纤维的直线切口,切开皮肤、皮下及颞浅膜,用止血钳钝剥离到脓腔,放出脓液。对于广泛的脓肿或深间隙脓肿,应在颞肌附着的边缘处做弧形切口或颞肌后缘做切口,切开颞肌根部,作脓腔引流。

## 九、咽旁间隙感染

**(一)局部解剖**

咽旁间隙位于咽上缩肌与翼内肌、腮腺之间,上达颅底,下到舌骨水平,后界椎前筋膜,前界翼下颌韧带、颊肌和下颌下腺。茎突及其附着的诸肌又将咽旁间隙分成前、后两部分:咽旁前间隙无重要器官;咽旁后间隙有颈内动脉、静脉及4对脑神经(第9～12对)。

**(二)感染来源**

多由牙源性炎症引起,特别是智齿冠周炎。亦可为腺源性,来自扁桃体。

**(三)临床特点**

患有明显的咽部疼痛、吞咽困难,也可发生呼吸困难。检查时可见开口受限,咽侧壁、咽峡和软腭等处红肿,并且腭垂被推向健侧。局部还有压痛及凹陷性水肿。

**(四)感染扩散**

向后扩散到咽后间隙,向下引起舌下、下颌下及口底蜂窝织炎,向内可到翼下颌及颞下间隙。

### (五)脓肿切开

局限性咽旁脓肿常做口内切口引流,在翼下颌皱襞内侧,红肿压痛最明显处做垂直的黏膜切口,用长弯止血钳插入脓腔,扩腔引流脓液。广泛性脓肿,应在下颌角下方 1.5 cm 处做皮肤切口,进入咽旁。

## 十、咽峡前感染

### (一)局部解剖

咽峡前是指下颌智齿的舌侧后方这一小区域。其后界为舌腭肌、咽上缩肌,前界为下颌舌骨肌后缘,外侧为磨牙后区及智齿舌侧骨板,内侧是舌体,上界达软腭弓的高度,下界达下颌舌骨肌后缘水平并下通下颌下间隙。舌神经在此间隙通过。Edwards(1942)称此区为"下颌舌骨肌后间隙"。

### (二)感染来源

主要是下颌智齿拔除后的出血或舌侧骨板折裂的继发感染或智齿冠周炎的扩散。扁桃体周围脓肿也常出现在此处。

### (三)临床特点

有饮食困难、吞咽疼痛、全身不适和发热。检查时因开口困难,观察咽峡部很困难。可用口镜通过窄小的上、下牙间隙,拉开舌体,在良好的照明下,看到红肿的咽峡前。严重者的红肿可波及软腭、舌腭弓、翼下颌皱襞及智齿处,较轻者的脓肿局限在智齿舌侧黏膜下。此外,下颌角内侧皮肤有红肿和压痛。

### (四)感染扩散

感染可扩散到下颌下、舌下、咽旁、翼下颌等间隙。

### (五)脓肿切开

经穿刺有脓应及时切开引流。一般在咽峡前红肿及压痛最明显处做纵形切口,切开黏膜后,即插入弯止血钳引流脓液,以免损伤舌神经。

## 十一、舌下间隙感染

### (一)局部解剖

舌下间隙位于下颌体与舌体之间,表面是口底黏膜,底为下颌舌骨肌和舌骨舌肌,后界为舌根并通下颌下间隙。由舌系带及颏舌肌将舌下区分为左、右两部分。此间隙内含舌下腺及其大导管、下颌下腺导管、舌神经、舌下静脉、舌下动脉及舌下神经等。

**（二）感染来源**

多来自下颌牙的感染，其次是下颌下腺导管结石或口腔溃疡的感染扩散。

**（三）临床特点**

舌下区红肿、压痛，有脓肿时可扪到波动。出现舌运动受限、语言障碍和吞咽不便。严重者有口底肿胀、舌体高抬，呈"二重舌"状态，嘴不能闭，流口涎。如果舌根处肿胀，会出现呼吸困难。

**（四）感染扩散**

多向下颌下间隙扩散，进而发生口底蜂窝织炎。

**（五）脓肿切开**

脓肿由口内切开，做平行并靠近下颌体内侧的口底黏膜切口，换用大弯止血钳插入舌下区脓腔放脓。注意勿伤及下颌下腺导管、舌神经及血管。当合并下颌下、颏下等多间隙感染时，应做下颌下皮肤切口，分开皮下、颈阔肌、颌舌骨肌后，引流舌下区脓肿。

## 十二、舌基底部感染

**（一）局部解剖**

舌基底部是介于颏舌肌与颏舌骨肌之间的潜在间隙。

**（二）感染来源**

多由下颌前牙的感染及下颌骨骨髓炎引起。

**（三）临床特点**

舌轻度水肿，颏下部位有硬性浸润和疼痛。弥漫性者口底显著水肿，伴有吞咽疼痛、舌运动受限和疼痛、语言困难及一定程度的呼吸困难。无明显的下颌运动受限。

**（四）感染扩散**

可向舌下、下颌下及全口底扩散。

**（五）脓肿切开**

可选舌下区正中垂直切口，切开黏膜后钝分离到肌间隙中；也可做颏下皮肤横切口，向上钝分离到颏舌骨肌和颏舌肌之间的脓腔。

## 十三、下颌下间隙感染

### (一)局部解剖

下颌下间隙位于下颌体内侧与二腹肌前、后腹所构成的三角区内,其表面是皮肤、皮下和颈阔肌,其深面是下颌舌骨肌,经该肌的后缘与舌下间隙相交通。内含下颌下腺、淋巴结、面动脉、面静脉、面神经下颌缘支、舌神经及舌下神经等重要结构。

### (二)感染来源

感染可来自下颌智齿冠周炎、下后磨牙的感染、急性淋巴结炎、急性下颌下腺炎、下颌骨骨髓炎、颌骨囊肿感染,以及邻近间隙感染的扩散。

### (三)临床特点

下颌下区出现红肿和压痛。早期炎症浸润发硬,后期皮肤变软可扪到波动。可有轻度开口受限及吞咽疼痛。牙源性感染者发病急骤,而淋巴结炎来源者发病较慢,多发生在儿童年龄。

### (四)感染扩散

感染可扩散到舌下、咽旁及颏下间隙,严重者引起口底蜂窝织炎。

### (五)脓肿切开

在下颌骨体下 2 cm、红肿和压痛最明显处,做平行于下颌下缘的 3～5 cm 长的皮肤切口,切开皮肤、皮下和颈阔肌,钝分离进入脓腔,扩腔引流。

## 十四、颏下间隙感染

### (一)局部解剖

本间隙位于左、右二腹肌前腹与舌骨所构成的三角区内,表层为皮肤,深面为颌舌骨肌。内含颏下淋巴结。

### (二)感染来源

感染来自下颌前牙的感染、颏下急性淋巴结炎及邻近间隙感染的扩散。

### (三)临床特点

颏下区皮肤红肿、压痛及炎症浸润发硬。如脓肿浅在可扪到波动感。

### (四)感染扩散

向双侧下颌下区及口底扩散。

### （五）脓肿切开

在颏下 1.5 cm 处做横切口，切开皮肤、皮下组织，钝分离做脓腔引流。

## 十五、口底蜂窝织炎

口底蜂窝织炎是指包括舌下、双颌下、颏下等多间隙的广泛性急性蜂窝织炎，常波及颈部的筋膜间隙。本感染可以是一般化脓性的，也可以是腐败坏死性的（曾被称为 Ludwig 咽峡炎），有的呈凝固坏死性。这是口腔颌面部最严重的感染之一。

### （一）感染来源

感染多来自牙、口腔及颌骨的感染，也可来自淋巴结炎、唾液腺炎、咽峡炎、扁桃体炎及上呼吸道感染。

### （二）临床特点

化脓性口底蜂窝织炎的早期常在某一舌下区或下颌下区开始红肿和疼痛，继而很快扩散到整个口底、舌根、咽喉和上颈部软组织。局部表现为皮肤广泛性红肿、压痛、浸润发硬及凹陷性水肿。口腔半开，舌下区肿胀，舌体被抬起，流涎，并伴有舌运动不便和语言、吞咽困难，以及呼吸困难等症状。全身中毒症状十分明显。

### （三）治疗

治疗原则应是首先防止窒息及中毒性休克，同时给予全身支持疗法，大量广谱抗生素应用，无论有无脓液，应紧急作颌下、颏下的联合切开，切开的目的是减压引流，同时改变局部的厌氧环境。可行弧形切口切开，也可行"⊥"形切口，广泛切开，用 1% 过氧化氢溶液反复冲洗。切开后常见有少量脓液及广泛软组织呈灰黑色，其间夹杂着少量气体，均为腐败坏死性口底蜂窝织炎所特有。切开后应每天换药，并反复用 1% 过氧化氢溶液冲洗，在病情稳定后，高压氧治疗有较好的辅助作用，同时注意改善全身状况，注意了解有无糖尿病等基础疾病存在以及特殊服药史，如服用皮质激素、免疫抑制剂等，加强营养调理。

# 第三节　颌骨骨髓炎

颌骨骨髓炎是指包括骨髓、骨松质、骨皮质及骨膜等全颌骨性的炎症。

各书对颌骨骨髓炎有不同的分类和命名方法，这里我们试按致病因素和病理性质来进行分类,再结合其感染途径、病变部位和炎症的急、慢性期等命名,具体如下。

## 一、化脓性颌骨骨髓炎

本病是以化脓性炎症过程为主的颌骨骨髓炎。主要讨论发生在成人及儿童的牙源性化脓性颌骨感染,而婴幼儿非牙源性的感染,将在下面"婴幼儿颌骨骨髓炎"中讨论。

### (一)病因

化脓性颌骨骨髓炎的感染细菌多为金黄色葡萄球菌和链球菌,也有变形杆菌。并且随细菌培养技术的提高,厌氧菌也被发现是其感染细菌。

在成人及儿童的颌骨骨髓炎中,多为牙源性感染扩散所致,如根尖周炎、牙周炎和智齿冠周炎的扩散。其次,外伤开放性骨折可造成细菌侵入。还有某些颌骨疾病,如颌骨囊肿、肿瘤、石骨病、骨纤维异常增殖症等,可继发细菌感染及血源性感染(如全身败血症、白血病等)。

一般认为颌骨具有较强的抗菌力和对细菌的自然屏障作用。然而,在机体抵抗力不佳、机体对细菌致敏或颌骨的屏障被破坏的状态下,可能发生感染。如常遇到一些患者,在过度劳累、营养极差和全身性疾病(如糖尿病等)的情况下,原有的牙齿感染会迅速扩散,引起颌骨骨髓炎。

另一个颌骨骨髓炎发病的重要因素是与颌骨的组织结构、血液供应等特点有关。下颌骨的骨髓炎发病率是上颌骨的 2 倍,就是解剖因素决定的。因为上颌骨的骨皮质较薄且疏松多孔,牙根尖周围的脓液易穿破骨皮质,引流出体外而不在颌骨内扩散,况且上颌骨的血运丰富,分支多,不易发生血循环营养障碍和骨坏死。相反,下颌骨的骨皮质厚而致密,根尖周脓肿不易穿破骨壁外流而向骨髓腔方向扩散,发生骨髓炎。即使脓液穿出骨皮质,也被下颌骨周围的强大的咀嚼肌所围困而不易排出,长期积聚的脓液若侵蚀邻近骨皮质,造成更大的破坏。另外,下颌骨的血液供应主要是一支下牙槽动脉,一旦血管栓塞,就会发生大面积的骨缺血、坏死,比上颌骨骨髓炎要严重得多。

### (二)病理

#### 1.急性期

感染初期,骨髓腔内充血、渗出,继而化脓。但是,牙槽脓肿的扩散,一开始就有脓液,随着压力的增高,脓液沿血管、淋巴管和骨髓腔隙向四周扩散,可达对侧下颌骨。由于细菌的毒素、酶及脓液的压力,骨小梁被溶解和破坏。若骨皮质被穿破,脓液外流,急性炎症可转为慢性期。

**2.慢性期**

脓液的扩散一方面使骨质溶解破坏,形成坏死灶;另一方面造成血管栓塞和骨膜被掀起,都导致骨的血循环和营养障碍,发生骨坏死。一旦骨坏死,钙质沉积使死骨密度增高。周围的破骨细胞吞噬死骨边缘,健康肉芽组织增生,最终死骨分离。死骨呈污秽状或白土色,边缘不规则、虫咬状,表面有脓液和细菌。小的死骨及坏死灶,可被吸收或通过瘘管向体外排出。但大块死骨不能自动排出,只能靠手术摘除。在死骨周围,正常骨质可有反应性增生致密,是一种炎症修复现象。广泛的颌骨破坏,会发生病理性骨折。

**(三)临床表现**

**1.中央型化脓性颌骨骨髓炎**

中央型骨髓炎是指感染起于骨髓质,再向四周扩散。

(1)急性期:发病急骤。牙源性骨髓炎者初起有牙痛史及颌骨剧痛,放散至耳颞部,但面部肿胀不明显。有发热和全身不适。随着脓液在骨髓腔的扩散,可出现多个牙松动,龈沟溢脓和口臭。在下颌骨可出现下牙槽神经受压的下唇麻木症状,还有骨膜炎的面部肿胀。继而,脓液穿破骨皮质,形成颌周蜂窝织炎,出现面部间隙感染的红肿疼痛、凹陷性水肿、开口困难等症状。间隙感染又可侵犯邻近的骨皮质,引起边缘性颌骨骨髓炎。全身中毒症状明显,高热、脱水、白细胞计数明显增高,可有核左移现象。当拔牙或切开使脓液引流后,全身及局部的急性炎症可以缓解而进入炎症慢性期。急性期10~14天。

(2)慢性期:病程可能相当长,有数周到数年之久的。急性红肿、发热症状消退。因骨质的破坏,有多个牙松动和龈沟溢脓。在死骨及破坏灶相应的口腔黏膜或面部可有不同程度的肿胀或瘘管,时而有脓及小死骨片排出,探针进入瘘管可探到骨破坏灶或粗糙活动的死骨块。只要死骨存在,炎症就不会消除,常伴有面部瘢痕、开口受限、骨质缺损畸形,也可能有病理性骨折。全身可有慢性胃炎、贫血等现象。如果瘘管阻塞、排脓不畅或全身机体衰弱,慢性炎症会急性发作。炎症的反复发作,可蔓延到整个颌骨,患者异常痛苦。

**2.边缘型化脓性颌骨骨髓炎**

边缘型骨髓炎是指感染由骨皮质到骨髓质的炎症破坏过程。可以原发于颌周间隙感染,如咬肌间隙、翼下颌间隙、颞下间隙的感染;也可继发于中央性骨髓炎的感染扩散。脓液多侵蚀下颌骨升支、下颌角、喙突及髁突等处的骨皮质,一般破坏较浅,骨面有粗糙或破坏吸收,也有的出现小的骨髓质破坏,但严重者可形成下颌升支的大面积死骨。

边缘性骨髓炎的急性期症状常被颌周蜂窝织炎时的面部红肿、疼痛和全身发热等症状所掩盖而不被注意。当颌周间隙脓肿切开并探查骨面时，才发现骨面粗糙或有破坏。对于那些间隙脓肿切开后，长期流脓不止的，应怀疑骨髓炎的存在。

慢性期患区局部（如腮腺咬肌区）肿胀、硬、压疼、轻度充血，可有开口受限，在皮肤或黏膜表面可见瘘管。全身可无明显不适。炎症可急性发作。

### （四）诊断与鉴别诊断

牙源性颌骨骨髓炎的早期应与牙槽脓肿鉴别。前者炎症广泛，不仅牙痛，还有颌骨剧痛，多个牙松动，全身中毒症状严重。而牙槽脓肿主要局限在单个牙的肿痛。

X线片对两周以内的急性颌骨骨髓炎无诊断价值。一般认为骨矿物质吸收达30%～60%时X线片才能显示。因此，骨髓炎的早期要依靠病史和临床表现作出诊断。但X线片对以后骨髓炎的破坏和死骨形成的部位、程度及范围有重要的诊断意义，能指导手术的时机、范围和追踪观察治疗的效果。X线片还能帮助找出病源牙。

依病情的发展，颌骨骨髓炎的X线片表现可分为4个阶段。①弥散破坏期：出现骨小梁的模糊脱钙或斑点状破坏，骨膜有炎性增厚反应。②病变开始局限期：破坏灶周围的界限已清楚，有的破坏灶可见分离的死骨。本期还可反映病理性骨折。③新骨显著生成期：死骨已分离移位，周围骨小梁增多、变粗。皮质骨外有新骨增生。④痊愈期：病灶部位骨质已致密。

### （五）治疗

颌骨骨髓炎需要采用药物与手术、全身与局部综合性治疗才能取得好的效果。急性炎症早期以大量抗生素控制感染和全身支持疗法等，并应及早拔除病牙引流及脓肿切开引流。慢性炎症期，应选择适当时机手术摘除死骨、病灶刮治，消除病源，并注意促进愈合、防止骨缺损畸形和病理性骨折。

#### 1.抗菌药物的应用

在急性骨髓炎早期还未能取得细菌培养时，可先根据骨髓炎以革兰染色阳性球菌最多见的经验，选用青霉素与耐青霉素酶青霉素合用（苯唑西林、氯唑西林）。重症患者须静脉滴注青霉素480万单位，一天2次，持续3～5天。症状控制后可改用口服给药，如青霉素V钾片0.5 g，一天3～4次，维持2～4周，或头孢拉定0.5 g，一天4次。必须及早取得脓液或分泌物作细菌培养和药物敏感试验，以指导和改进抗生素的种类和剂量。特别是在最初治疗效果不佳时更应注意这一点。如果患者对青霉素过敏，可选用其他敏感药物，依次为克林霉素、头孢唑啉、红霉素等（有青霉素过敏性休克史者不宜选用头孢霉素）。

#### 2.全身支持疗法

静脉滴注输液，可减轻中毒症状，注意水、电解质平衡，必要时输血。还要注意营养。有全身疾病,如贫血、营养不良、糖尿病、白血病者等须同时治疗。

3.消除病源

及早拔除病源牙,从拔牙创口引流脓液,减轻颌骨内的压力,可以减轻疼痛,避免脓液在骨髓腔内再扩散。如有其他病原,如颌骨肿瘤等,应在急性炎症控制后,手术切除,以免感染复发。

4.软组织的脓肿切开引流

可以缓解症状、减少全身并发症,避免脓液再返回侵犯骨皮质。

5.骨髓炎的死骨摘除和病灶刮治术

(1)适应证。急性炎症已消退,骨髓炎已到局限期,死骨已形成,可进行手术。大约是在发病后2个月左右。过早手术,病变不局限,不易刮净,会扩散或复发。可根据以下指征,判断病变的部位以指导手术:①在反复肿胀过、有硬结或瘘管的部位,还可通过瘘管探到死骨或破坏灶;②能查到多个松动牙,溢脓,有时还能见到浮动的死骨块;③X线片能显示破坏灶及死骨的部位和范围。

(2)手术方法。①口内进路:适合于上、下牙槽骨及近口腔部位的颌骨病变手术。先拔除病牙,做梯形骨黏膜瓣切开,翻瓣,不宜过大,以暴露病变为度。摘除死骨,刮除病变,修整创面,使口大底小,填塞碘仿纱布条,1～2周更换一次,促进肉芽生长,防止伤口关闭过早。②口外进路:适合于升支或大面积颌骨体的病变。在下颌角下1.5 cm处做切口,切开皮肤、皮下、颈阔肌,达下颌角处,切开咬肌并翻起肌瓣暴露病区,摘除死骨,刮净病区。修整骨腔,使成口大底小的碟形创面,过氧化氢液冲洗,将咬肌填盖创面,不留死腔。对于可能尚残留感染的创面,应填碘仿纱布条,1～2周更换一次,注意使其保持口大底小,让肉芽组织由下向上地生长,以防无效腔发生。若手术时病变已十分局限,且无感染渗出,可立即缝合创口。

6.预防病理性骨折

必要时做颌间结扎,以防颌骨骨折。

**二、婴幼儿颌骨骨髓炎**

本病是发生在婴幼儿的一种非牙源性的化脓性颌骨骨髓炎。上颌多发于下颌。

**(一)病因**

本病多为金黄色葡萄球菌所致。感染途径可以是局部感染的扩散,如分娩及哺乳期婴儿口腔黏膜或皮肤的擦伤、母体乳腺炎的传染及眼耳鼻感染的扩散等;也可以是血源性感染,如脐带感染、皮肤疖肿等通过血循环感染。

**(二)临床表现**

全身症状明显,小儿哭闹不安、发热,白细胞计数$20\times10^9$/L以上。婴幼儿抵抗力弱,易形成败血症,危及生命。

局部多发生在上颌。眶下区红肿,呈蜂窝织炎状态,眼睑红肿,结膜充血,眼睑裂变窄。在口内可见腭及前庭沟处红肿。至化脓期,脓液可从眼内眦、腭部、牙槽突、鼻腔等破溃处流出,形成瘘管,并有小死骨片,甚至坏死牙胚自瘘管排出。有时发生在下颌角处,出现咬肌腮腺区红肿,压痛和开口受限。

### (三)诊断

根据婴幼儿眶下及腭部的红肿和全身发热不难考虑到本病,但易误认为单纯眶下区蜂窝织炎。X线片在早期变化不明显,2～3周后可见骨质疏松,骨纹理模糊及死骨形成。本病死骨较小,有的可溶解排出。牙胚周界如不清或断裂,表示可能已坏死。

### (四)防治

(1)炎症早期应尽早开始抗感染的经验治疗,选用对金黄色葡萄球菌敏感的抗生素并注意全身支持疗法,尽可能使感染消散,防止败血症的发生。

(2)脓肿期及早切开引流,可缓解症状,使骨髓炎局限,可能排出小死骨。口内脓肿切开时要防止脓液误吸入肺。

(3)慢性期病灶局限或死骨形成可行刮治术,但手术应较保守,只去除死骨,不伤及牙胚。

(4)针对本病的病因,加强对孕妇乳母的卫生宣教,注意婴幼儿的口腔清洁卫生,防止创伤,处理好新生儿的脐带、防止感染的发生。

### 三、颌骨放射性骨坏死

随着头颈部恶性肿瘤放射治疗的增多,颌骨放射性骨坏死及其继发感染性骨髓炎也日益增加,引起了人们的普遍关注。

### (一)病因、病理

一般认为放射、创伤和细菌感染是放射性骨坏死及骨髓炎的三大致病因素。放射导致骨组织活力的逐渐丧失,处于坏死状态,在此基础上,任何局部创伤(拔牙、手术、黏膜创伤等)和细菌感染(根尖周炎、牙周炎等)都能诱发骨髓炎。

放射是主要的致病因素。它的致病强度与放射线的种类、剂量,局部组织特点及保护措施等有关。放射线对口腔组织的损害包括:①骨母细胞(成骨及破骨细胞)的变性和坏死;②骨血管结构的破坏、内膜炎、栓塞;③口腔黏膜下血管床破坏,黏膜营养不良易溃疡;④牙齿有机成分变性,无机成分崩解;⑤牙周膜增厚,纤维排列紊乱,血管和细胞成分减少;⑥唾液腺唾液分泌减少。

**（二）临床表现**

放射后骨活力低下或处于坏死状态可以长期无症状。有的是在拔牙或局部损伤后才发现创口不愈或发现骨坏死。

继发化脓性感染时，患者有深部持续性剧烈疼痛，常伴有颌周红肿、瘘管、溢脓、口臭、发热等症状。

放射性骨坏死的最大特点是死骨与正常骨之间长期不能分离和脱落，暴露在口腔，界限不清，反复感染，炎症急性发作。

面部软组织常有放射性瘢痕，伴有开口困难。有的还有面颊组织坏死和洞穿性缺损。

放射后唾液分泌受到抑制，口干，发生猖獗龋，牙齿病损至残根、残冠。全身有消瘦及贫血症状。

X线片的表现主要是骨矿物质减少呈现的密度减低，骨小梁粗糙，其周围有斑块状密度减低。病变区与正常骨界限不清。牙槽突处易见到破坏，严重的有颌骨显著脱钙及骨吸收。

**（三）诊断**

根据放射治疗的病史、临床表现和 X 线片所见，可以诊断。对炎症控制后仍有肿块或溃疡者，应取活检，以除外肿瘤复发。

**（四）预防**

一旦发生放射性骨髓炎，患者极为痛苦，且预后不佳，故预防其发生极为重要。根据本病发病因素，在放疗前、中、后，应注意以下事项。

（1）放射治疗前要消除口腔内外的一切感染病灶：如全口洁治，消除龈炎。拆除口内金属材质的固定桥及冠套。用非金属材料充填Ⅰ、Ⅱ度龋。对Ⅲ～Ⅴ度龋不宜做牙髓治疗而应拔除。牙周病的患牙及阻生牙也应摘除，待拔牙后 10～14 天伤口愈合后才能开始放疗。为了不耽误时间，有条件者可住院，在抗生素控制感染下，行一次手术拔除应拔除的牙齿，并修整骨尖、缝合伤口促进早日愈合。但要避免术中大翻瓣及大创伤。

（2）根据肿瘤的性质选择合适的放射种类、适当的剂量及准确的部位。

（3）放射中要用铅板保护放射野以外的组织，特别是牙及颌骨。应加强营养，增强体质。Shannon（1977 年）认为用含矿物质和氟化物的人工唾液含漱口腔，有使牙齿再硬化及湿润口腔的作用，放疗后还可长期应用。

（4）放疗后应注意保持口腔清洁，口干者可应用人工唾液。定期检查口腔。防止颌骨受到任何损伤，一年内不要戴义齿。一般认为，任何时期拔牙都难免诱发颌骨放射性骨髓炎,尤其是在照射后3年内更易诱发,应视拔牙为禁忌,而对牙病尽量采取保守疗法。但是,近年来,临床医师发现牙源性感染会诱发颌骨骨髓炎,如果牙的感染不能控制,也应拔除。要在大量抗生素的控制下拔除,并尽量减少拔除术中的创伤。

### (五)治疗

1.控制急性炎症,加强全身支持疗法

建立良好的引流、冲洗及抗生素治疗,一般能够缓解急性炎症的症状,但不能有效地分离死骨。病原菌为革兰阳性球菌的感染或需氧菌与厌氧菌的混合感染,

2.手术疗法

当X线片显示死骨形成,可行死骨摘除术。但是放射性死骨的形成与分离需要等待很长时间。目前,多数人主张早期在健康骨组织内切除死骨,终止颌骨炎症的扩展。但是病灶与正常组织之间的界限不清,如何掌握切除范围是手术难点之一。另外,放疗后面部软组织的瘢痕或缺损,使手术修复有一定困难。因此,术前应做好诊断与设计。抗生素的应用是必要的。

3.高压氧治疗

高压氧可以增加血管内的氧压。氧的增加使细菌对低浓度抗生素敏感,从而有抑菌作用,也能增强白细胞及成纤维细胞的活力,从而促进肉芽组织由健康组织向死骨生长,使死骨早日形成与分离,对手术有利。

具体方法:患者进入气压为两个大气压的纯氧舱内,每次1.5～2小时,每周5～6次,共60次。同时每天口服抗生素,如青霉素、红霉素或四环素。每天服维生素E 0.1 g,以减少氧中毒。每天冲洗伤口并适时地作死骨切除术。6个月后再增加10次这种治疗。禁忌证:有恶性肿瘤、毒血症及精神病患者。

# 第六章

# 牙拔除术

## 第一节　普通牙拔除术

普通牙拔除术是指采用常规拔牙器械对简单牙及牙根进行拔除的手术。本节主要介绍牙拔除术的适应证和禁忌证、术前评估及准备、患者及术者的体位、普通牙拔除术的原则与方法（包括常规拔牙器械的使用说明、各类简单牙及牙根的拔除方法）等。

### 一、拔牙适应证

牙拔除术的适应证是相对的。随着口腔医学的发展、口腔治疗技术的提高、口腔微生物学和药物学的进展、口腔材料和口腔修复手段的不断改进，拔牙适应证也在不断变化，过去很多认为应当拔除的患牙，现已可以治疗、修复并保留下来。由于种植技术的发展，对由各种原因导致的保守治疗效果不好的患牙，应尽早拔除以利于及时种植修复。因此，口腔医师的责任是尽量保存牙齿，最大限度地保持其功能和美观，要根据患者的具体情况决定是否拔除患牙。

#### （一）不能保留或没有保留价值的患牙

（1）严重龋坏：严重龋坏、无法修复是牙齿拔除最为常见的适应证。但如果牙根及牙根周围组织情况良好则可保留牙根，经根管治疗后桩冠修复。

（2）牙髓坏死：牙髓坏死的患牙因不可逆性牙髓炎、根管钙化等原因无法治疗，或经牙髓治疗后失败，或患者拒绝牙髓治疗。

（3）牙髓内吸收：患牙髓室壁吸收过多甚至穿通时，易发生病理性折断，应当拔除。

（4）根尖周病：根尖周病变已不能用根管治疗、根尖切除或牙再植术等方法保留者。

（5）严重牙周炎：重度牙周炎，牙槽骨破坏严重且牙齿松动Ⅲ度以上，应拔除患牙。

（6）牙折。

（7）阻生牙。

（8）错位牙：错位牙引起软组织损伤又不能用正畸方法矫正时应拔除。

（9）弓外牙：弓外牙有可能引起邻近组织损坏又不能用正畸方法矫正时应拔除。

（10）多生牙：影响正常牙齿的萌出，并有可能导致正常牙齿的吸收或移位者，需拔除。

（11）乳牙：乳牙滞留或发生于乳牙列的融合牙及双生牙，如延缓牙根生理性吸收、阻碍恒牙萌出时应拔除；乳牙根端刺破黏膜引起炎症或根尖周炎症不能控制时应拔除。但成人牙列中的乳牙，其对应恒牙阻生或先天缺失时可保留。

**（二）因治疗需要而拔除的牙齿**

（1）正畸需要：牙列拥挤接受正畸治疗时，部分病例需要拔除牙齿提供间隙。

（2）修复治疗需要：修复缺失牙时，需拔除干扰修复治疗设计或修复体就位的牙。

（3）颌骨骨折累及的牙齿：颌骨骨折累及的牙齿影响骨折的治疗；或因损伤、脱位严重保守治疗效果不好；或具有明显的牙体、牙周病变有可能导致伤口感染均应考虑拔除。

（4）良性肿瘤累及的牙齿：在某些情况下，牙齿可以保留并进行治疗，但如果保留牙齿影响病变的切除时应拔除。

（5）放疗前：为预防放射性骨髓炎的发生，放疗前应拔除放射治疗区的残根、残冠。

（6）因治疗颞下颌关节紊乱病需要拔除的牙。

（7）因种植需要拔除的牙。

（8）病灶牙：导致颌周蜂窝织炎、骨髓炎、上颌窦炎的病灶牙；疑为引起如风湿、肾炎、虹膜睫状体炎等全身疾病的病灶牙。

**（三）由于美学原因需要拔除的牙齿**

此种情况一般包括牙齿严重变色（如四环素牙）或者严重错位前突。尽管有其他办法来矫正，但有些患者可能会选择拔除患牙后修复重建。

**（四）由于经济学原因需要拔除的牙齿**

患者不愿意或无法承受保留牙齿治疗的费用，或没有时间接受保守治疗而要求拔除患牙。

## 二、拔牙禁忌证

与拔牙适应证一样,拔牙禁忌证也是相对的。一般来说,拔牙术属于择期手术,在禁忌证存在时,应延缓或暂停手术。如必须进行手术,除应做好周密的术前准备,必要时应请专科医师会诊外,还需具备相应的镇静、急救设备和技术。

### (一)全身性禁忌证

(1)未控制的严重代谢性疾病:未控制的糖尿病患者及肾病晚期伴重度尿毒症患者应避免拔牙。

(2)急性传染病:各种传染病在急性期,特别是高热时不宜拔牙。

(3)白血病和淋巴瘤:患者只有在病情得到有效控制后才可拔牙,否则可能会导致伤口感染或大出血。

(4)有严重出血倾向的患者:如血友病或血小板异常的患者在凝血情况恢复前应尽量避免拔牙。

(5)严重心脑血管疾病患者:如重度心肌缺血、未控制的心律不齐、未控制的高血压或发生过心肌梗死患者,须在病情稳定后方可拔牙。

(6)妊娠:在妊娠期前3个月和后3个月应尽量避免拔牙。妊娠中间3个月可以接受简单牙的拔除。

(7)精神疾病及癫痫患者:应在镇静的条件下才能拔牙。

(8)长期服用某些药物的患者:长期服用肾上腺皮质激素、免疫抑制剂和化疗药物的患者在进行相应处理后,可接受简单牙的拔除。

### (二)局部禁忌证

(1)放疗史:在放疗后3～5年内应避免拔牙,否则易引起放射性骨坏死。必须拔牙时,要力求减少创伤,术前、术后给予大剂量抗生素控制感染。

(2)肿瘤:特别是恶性肿瘤侵犯区域内的牙齿应避免拔除,因为拔牙过程中可能会造成肿瘤细胞扩散。

(3)急性炎症期:急性炎症期是否可以拔牙,应根据炎症性质、炎症发展阶段、细菌毒性、手术难易程度(创伤大小)、全身健康状况等决定。如果患牙容易拔除,且拔牙有助于引流及炎症局限,则可以在抗生素控制下拔牙,否则应控制炎症后拔牙。

## 三、拔牙器械

### (一)拔牙钳

牙钳是用来夹持牙冠或牙根并通过楔入、摇动、扭转和牵引等作用方式使牙齿松动脱位的器械。由于人类牙齿形态各异,因而有多种不同设计形式和构造的牙钳,用于拔除不同部位、不同形态的牙齿。

1.基本组成

拔牙钳由钳柄、关节及钳喙三部分组成(图 6-1)。

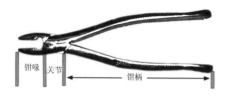

**图 6-1 拔牙钳**

由钳柄、关节及钳喙组成(上颌前牙钳)

钳柄的大小是以握持舒适、能传递足够的力量拔除患牙为宜,通常为直线型或曲线型以便术者使用。钳柄的表面通常呈锯齿状,以便操作时防止牙钳滑脱。由于欲拔除牙齿的位置不同,握持牙钳的方法也不同。拔除上颌牙时,手掌位于钳柄的下方;拔除下颌牙时,手掌可位于钳柄的上方或下方。

牙钳的关节连接钳柄及钳喙,将力量由钳柄传递至钳喙。关节的形式有水平和垂直两种:关节为垂直的,钳柄亦是垂直的;关节为水平的,钳柄亦是水平的(图 6-2)。

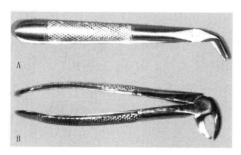

**图 6-2 牙钳关节的形式**

A.关节为水平的拔牙钳(下颌前牙钳);B.关节为垂直的拔牙钳(鹰嘴钳),都用于拔除下颌切牙及尖牙

牙钳之间主要差异是钳喙,其形态为外侧凸起而内侧凹陷,钳喙的设计形状与以下因素有关。①与牙冠形态有关:钳喙内侧的凹陷设计是为了使用时钳喙能够环抱牙冠并与牙齿呈面与面的接触,其外形应与牙冠表面形状相匹配。较窄的钳喙用于拔除牙冠较窄的牙齿(如切牙);较宽的钳喙用于拔除牙冠较宽的牙齿(如磨牙)。如果用拔除切牙的牙钳拔除磨牙,因钳喙太窄而影响拔牙效率;如果用磨牙钳拔除牙冠较窄的切牙时会导致邻牙损伤。②与牙根的形态和数目

有关:钳喙尖端不同形状的设计是为了适应不同的牙根形态和数目,从而降低断根的风险。钳喙的形态与牙根越匹配,拔除效率越高,并发症发生率越低。③钳喙具有一定的角度:不同角度的钳喙便于牙钳放置,并可在拔牙时保持钳喙与牙长轴平行。因此,上颌前牙钳的钳喙与钳柄平行。上颌磨牙钳呈曲线形,便于术者舒适地将牙钳放置于口腔后部,且能使钳喙与牙齿长轴平行。下颌牙钳钳喙通常与钳柄垂直,便于术者舒适可控地将牙钳放置于下颌牙。

2.牙钳的分类

(1)上颌牙钳:上颌切牙、尖牙和上颌第二前磨牙一般均为单根牙;上颌第一前磨牙常有 2 个根,根分叉常位于根尖 1/3 处;上颌磨牙常为 3 个根。上颌牙钳的形态就是根据此结构特征而设计的。

上颌牙钳分为以下几种。①上颌前牙钳(图 6-3):用于拔除上颌切牙及尖牙,属于直线型牙钳。②上颌前磨牙钳(图 6-4):用于拔除上颌前磨牙,从侧面看略为曲线型,从上面看为直线型,钳喙稍弯曲。③上颌磨牙钳(图 6-5):左右成对,用于拔除上颌磨牙。由于上颌磨牙为 3 根牙、1 个腭根、2 个颊根,因此上颌磨牙钳腭侧喙为平滑的凹面,而颊侧喙在与颊根分叉相对应的部分有凸起的嵴。④上颌第三磨牙钳(图 6-6):钳喙较宽且光滑,并与钳柄呈一定角度,用于拔除上颌第三磨牙。

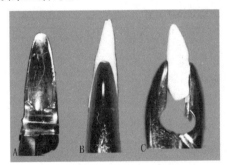

图 6-3　上颌前牙钳喙
A.内侧;B.外侧;C.侧面

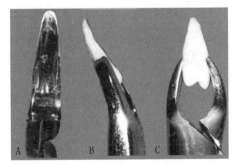

图 6-4　上颌前磨牙钳喙
A.内侧;B.外侧;C.侧面

(2)下颌牙钳:下颌切牙、尖牙和前磨牙一般为单根牙,下颌磨牙常为 2 个根。下颌牙钳的形态就是根据此结构特征而设计的。

下颌牙钳分为以下几种。①下颌前牙钳(图 6-7):用于拔除下颌切牙及尖牙,其钳柄与上颌前牙钳相似,但钳喙平滑较窄、方向朝下,钳喙尖部收窄,这使得拔牙钳可以放在牙齿的颈部并抓牢牙齿。②下颌前磨牙钳(图 6-8):用于拔除下颌前磨牙。从侧面看两头向下弯曲,钳喙稍弯曲。③鹰嘴钳(图 6-9):用于拔除下颌单根牙。④下颌磨牙钳(图 6-10):用于拔除下颌磨牙,直角钳柄,钳喙倾斜向下。为适应根分叉结构,双侧钳喙有喙尖。⑤下颌第三磨牙钳(图 6-11):与下颌磨牙钳相似,只是钳喙稍短,钳喙两侧没有嵴,用于拔除已经萌出的下颌第三磨牙。

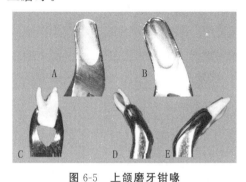

图 6-5 上颌磨牙钳喙

A.腭侧钳喙内侧;B.颊侧钳喙内侧,钳喙中间有一纵
形嵴;C.钳喙侧面;D.颊侧钳喙外侧;E.腭侧钳喙外侧

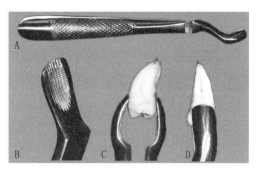

图 6-6 上颌第三磨牙钳和钳喙

A.牙钳;B.钳喙内侧;C.钳喙侧面;D.钳喙外侧

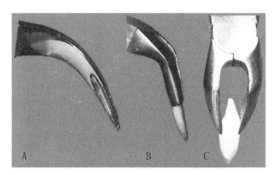

图 6-7 下颌前牙钳喙

A.内侧;B.外侧;C.正面

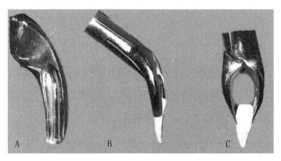

图 6-8 下颌前磨牙钳喙

A.内侧;B.外侧;C.正面

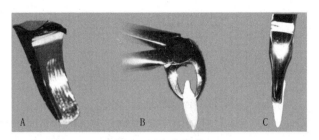

**图 6-9　鹰嘴钳喙**

A.内侧；B.侧面；C.外侧

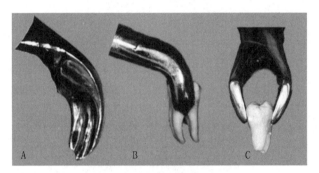

**图 6-10　下颌磨牙钳喙**

A.内侧；B.外侧；C.正面

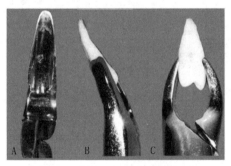

**图 6-11　下颌第三磨牙钳和钳喙**

A.牙钳；B.钳喙内侧；C.钳喙正面

　　(3)根钳。①上颌根钳(图 6-12)：上颌根钳钳喙窄长，容易夹持牙槽窝深部的残根，用于拔除上颌牙根。临床上最常用的是刺枪式根钳，另外一种根钳的钳喙较长、呈弧形，其工作端位于钳喙尖端。②下颌根钳(图 6-13)：下颌根钳钳喙窄长，可以伸入到牙槽窝内，用于拔除下颌牙根。有的下颌根钳钳喙的工作端距离关节较远，以便于拔除位置比较靠后的残根；有的上或下颌根钳钳喙设计成圆形，使牙钳在不伤害邻牙的情况下就位并与牙根呈最大面积的接触，便于牙根的拔除。

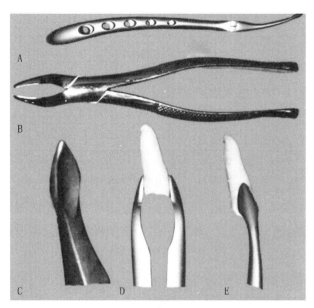

**图 6-12 上颌根钳和钳喙**

A.弧形根钳;B.刺枪式根钳;C.钳喙内侧;D.钳喙侧面;E.钳喙外侧

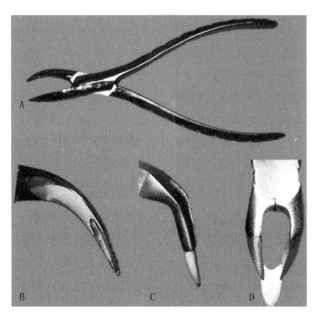

**图 6-13 下颌根钳和钳喙**

A.根钳;B.钳喙内侧;C.钳喙外侧;D.钳喙正面

(4)乳牙钳:与恒牙相比,乳牙牙冠短小,需要与之相适应的乳牙钳拔除患牙。

（5）其他牙钳。①上颌磨牙残冠钳（图 6-14）：左右成对，用于拔除牙冠严重龋坏的上颌磨牙。其形状与上颌磨牙钳相似，主要区别是钳喙。舌侧钳喙呈分叉状，颊侧钳喙长而弯曲呈点状，锐利的点状喙可以深入到根分叉，通过挤压的力量将牙齿挤出，避免了严重龋坏的牙冠因直接受力而发生碎裂。其主要的缺点是当用于拔除完整的牙齿时，如果不小心有可能造成牙齿颊侧骨板折裂。②牛角钳（图 6-15）：用于拔除下颌磨牙。牛角钳具有两个较尖的钳喙，可以深入到下颌磨牙的根分叉。使用时，在钳喙深入到根分叉后，紧紧挤压钳柄，钳喙则以颊舌侧皮质骨板为支点，将牙齿逐渐压出牙槽窝。但如使用不当，会增加支点处牙槽骨折裂的风险。③分根钳（图 6-16）：拔除下颌磨牙残冠时用于分根。该牙钳形状与下颌根钳相似，但其钳喙内侧锐利呈刃状，将分根钳钳喙深入到根分叉处，握紧钳柄即可将患牙分为近、远中两瓣。

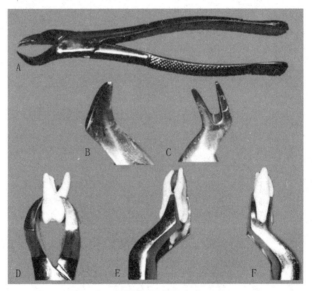

**图 6-14　上颌磨牙残冠钳和钳喙**

A.牙钳；B.腭侧钳喙内侧；C.颊侧钳喙内侧；D.钳喙侧

面；E.颊侧钳喙外侧；F.腭侧钳喙外侧

## （二）牙挺

拔牙术中最常用的器械是牙挺。牙挺用来挺松牙齿，使之与周围骨组织脱离。在使用拔牙钳之前将牙齿挺松可以简化拔牙过程，降低根折和牙折的概率，即使发生了根折，也会因断根已经松动，容易从牙槽窝中取出。此外，牙挺还可用于拔除残根或断根。

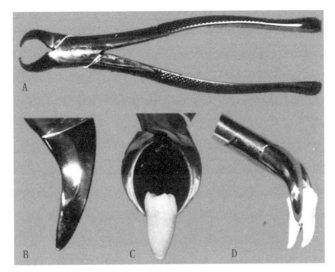

图 6-15 牛角钳和钳喙

A.牙钳;B.钳喙内面;C.钳喙正侧;D.钳喙外侧

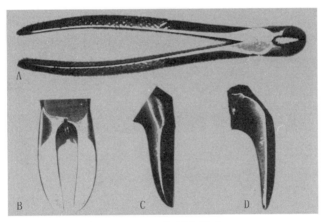

图 6-16 分根钳和钳喙

A.牙钳;B.钳喙正面;C.钳喙外侧;D.钳喙内侧

1.基本组成

牙挺由挺刃、挺柄和挺杆三部分组成。

(1)挺柄的大小和形状应达到抓握舒适、易于施加可控力量的目的,分直柄和横柄两种(图 6-17)。在使用牙挺时,合理使用并施加合适的力量是关键,特别是在使用横柄的牙挺时,由于牙挺产生的力量较大,使用时更应小心。

(2)挺杆连接挺柄和挺刃,应有足够的强度能够承受从挺柄传到挺刃的作用力。

(3)挺刃是牙挺的工作部分,作用于患牙和患牙周围的牙槽骨。

2.种类

牙挺根据形状的不同分为直挺、弯挺和三角挺(图 6-18)。

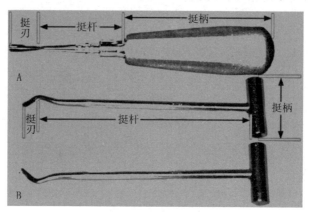

图 6-17　不同挺柄的牙挺

A.直柄牙挺;B.横柄牙挺

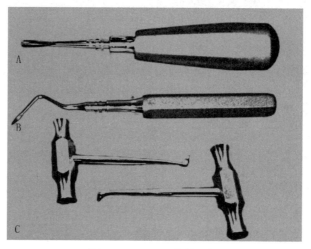

图 6-18　不同形状的牙挺

A.直挺;B.弯挺;C.三角挺

(1)直挺:常用于挺松牙齿。挺刃外凸内凹,使用时挺刃凹面应与患牙牙根长轴方向平行并紧贴牙根。

(2)弯挺挺刃:与直挺相似,但刃与杆呈一定角度,且左右成对,用于挺松口腔较后部区域的牙齿。

(3)三角挺:左右成对,常用于相邻牙槽窝空虚时挺出牙槽窝中的断根。典型例子是下颌第一磨牙折断,远中根断在牙槽窝中,而近中根已随牙冠拔出,将牙挺的刃伸入到近中根的牙槽窝中,深入到远中根的牙骨质处,然后转动牙挺,远中根断即被拔出。

牙挺的最大的区别在于挺刃的形状和大小。牙挺挺刃较宽常用于挺松已经萌出的牙齿;根挺挺刃较窄用于从牙槽窝中挺出牙根;根尖挺主要用于去除牙槽窝内小的根尖,由于其挺刃更窄而且薄,操作时尽量不要使用撬动力,以免损坏器械(图 6-19)。

### (三)牙龈分离器

牙龈分离器用于普通牙拔除前分离紧贴牙颈部的牙龈组织,以免拔牙时撕裂牙龈(图 6-20)。

### (四)牵拉软组织器械

良好的视野和入路是手术成功的必要条件。为了使口腔手术视野清楚,需要专用器械用于牵拉颊、舌软组织,最常用的有口镜,有时还可用手指或棉签进行牵拉(图 6-21)。

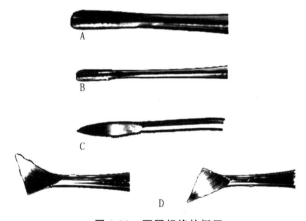

**图 6-19　不同规格的挺刃**

A.牙挺挺刃;B.根挺挺刃;C.根尖挺挺刃;D.三角挺挺刃

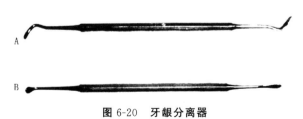

**图 6-20　牙龈分离器**

A.弯头牙龈分离器;B.直头牙龈分离器

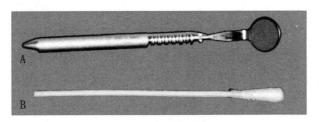

**图 6-21 口镜与棉签**

A.口镜;B.棉签

## (五)开口器

拔牙时开口器可以用来增大患者的开口度,避免因长时间张口而导致患者疲劳。当拔除下颌牙时,因能支撑住下颌骨而避免颞下颌关节受到过大的压力。常用的开口器有金属制作的鸭嘴式和旁开式开口器及橡胶制作的不同型号开口器(图 6-22)。

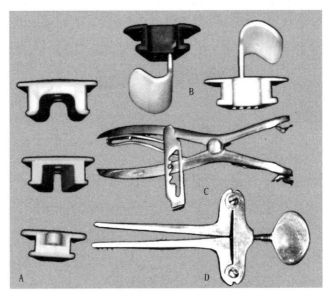

**图 6-22 开口器**

A.不同开口大小的橡胶开口器;B.具有牵拉舌体功能
的橡胶开口器;C.旁开式开口器;D.鸭嘴式开口器

## (六)吸唾器

在拔牙过程中,吸唾器可随时清净口腔内唾液、血液以及使用牙钻和骨钻时的冷却水,保持术野清楚和口腔干净,便于术者操作并使患者口腔感觉舒适。吸唾器由助手操作,它是重要的拔牙辅助器械(图 6-23)。

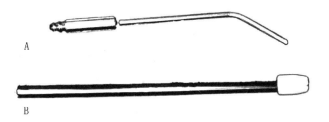

**图 6-23 吸唾器**

A.金属吸唾器(surgical suction);B.一次性塑料吸唾器

### (七)刮匙和镊子

刮匙用在牙拔除后刮除牙槽窝内遗留的炎性肉芽组织、碎骨片和牙片等异物,并搔刮牙槽窝骨壁使新鲜血液充满牙槽窝,形成健康的血凝块,促进牙槽窝愈合。刮匙由刮匙柄和柄两端具有反向折角的两个匙状刮刃构成。使用刮匙时应从牙槽窝底部向牙槽嵴方向施力,避免向牙槽窝深部施加压力,否则可能刺穿上颌窦底或下颌管表面的骨壁,导致口腔上颌窦瘘或下牙槽神经损伤。

镊子用于夹持棉球、纱条等柔软的物体,应避免在口腔内夹持坚硬的物体(如取出已脱位的牙根),以免因夹持力导致牙根弹入咽腔而引起误咽或误吸(图 6-24)。

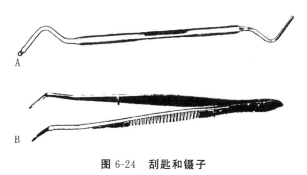

**图 6-24 刮匙和镊子**

A.刮匙;B.镊子

## 四、拔牙术前准备

### (一)询问病史和全身状况

应仔细询问患者的病史及全身状况,包括可能危及患者生命的一切健康问题。例如,是否患有心脑血管疾病、肝炎、哮喘、糖尿病、肾病、性传播疾病、癫痫、人造关节置入及过敏性疾病,其中应特别注意心脑血管系统疾病,如心绞痛、心肌梗死、心脏杂音、风湿热、脑梗死、脑出血等病史。是否长期使用抗凝药物、肾上腺皮质激素类药物、高血压药物及其他药物。对于女性患者需要了解是否在妊娠期或月经期。此外,还应询问曾经治疗时出现过的并发症,以便充分了解患者有关手术的具体问题。通过询问病史及对患者全身状况的了解应初步判断该患者能否接受手术;如果患者对药物或口腔材料过敏如何处理;患者的全身状况是否影响伤口的愈合;拟在术前、术中和术后使用的麻醉、镇静、消炎、止痛等药物对患者的全身状况是否有影响;患者长期服用药物的效果。对以上问题要全面考虑并提出解决措施。

### (二)疼痛和焦虑控制

由于患者在拔牙前可能通过不同途径了解到不愉快的拔牙经历,会先入为主地认为这个过程很痛苦,因而可能对拔牙治疗存在心理恐惧;患者亦可能认为牙齿是身体的一部分,认为拔牙是衰老的象征,对即将失去患牙产生伤感。在这些情况下,患者不愿接受拔牙治疗,但又无法避免,于是患者会焦虑不安。在拔牙过程中,虽然局部麻醉可以阻断痛觉,但压力感受还存在,另外还存在其他不良刺激(如敲击去骨及器械之间的撞击声),而这时患牙可能已经疼痛较长时间,引起患者身心疲惫造成疼痛阈值降低,使患者对拔牙过程中的疼痛更加敏感,从而加重患者的焦虑和恐惧。如果患者患有其他全身性疾病,可能会导致患者病情加重并可能诱发危及患者生命的并发症,因此在术前和术中控制患者焦虑非常重要。

对于绝大多数患者来说,医师通过给予患者关心与安慰,对操作过程进行细心地解释,使患者对医师产生信任感,即可达到控制焦虑的目的。

如果患者过于焦虑,则需要使用药物辅助治疗。术前口服地西泮可使患者于手术前夜得到良好的休息,可极大地减轻手术当天的焦虑。

对于中度焦虑患者可使用氧化亚氮镇静。对极度焦虑患者,则需要静脉镇静。

### (三)牙齿拔除难度的临床评估

患牙拔除前应对其拔除难度进行仔细评估,要认真考虑以下各种因素。

1.手术入路

(1)张口度:张口受限多为感染导致的牙关紧闭、TMJ功能障碍或肌肉纤维化等。张口受限会妨碍拔牙操作,如果患者张口明显受限,则应考虑采用外科拔除法。

(2)患牙位于牙弓的位置:位置正常的牙齿易于安放牙挺或牙钳,而牙列拥

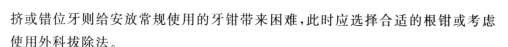

挤或错位牙则给安放常规使用的牙钳带来困难,此时应选择合适的根钳或考虑使用外科拔除法。

2.牙齿动度

松动患牙易于拔除,但拔牙后需对软组织进行妥善处理,特别是重度牙周炎的患牙,要对牙槽窝进行仔细搔刮,避免遗留病理性肉芽组织。

对小于正常动度的患牙应仔细评估是否存在牙骨质增生或牙根粘连。牙根粘连常见于滞留的乳磨牙、曾行根管治疗的死髓牙。如果牙根发生粘连应考虑使用外科拔除法。

3.牙冠情况

如果牙冠大面积龋坏或有大面积的牙冠修复体,牙冠的脆性会增大,在拔除过程中很可能发生冠折,拔除时应将牙钳尽量向根方放置。

如果患牙表面有大量牙石,在拔除前应先用刮匙或超声洁牙机清洁牙面,因为牙石可能会妨碍牙钳就位,而且可能会脱落于牙槽窝中造成感染。

4.邻牙情况

当邻牙有大面积银汞合金、做过根管治疗或有冠修复时,在使用牙挺或牙钳拔除患牙过程中应特别小心,因为可能会造成修复体折断。术前应告知患者有损伤修复体的可能。

**(四)影像学检查**

术前拍摄牙片可以为术者提供准确、详细的关于患牙牙冠、牙根和周围组织的信息,阻生牙和埋伏多生牙可拍摄全口曲面断层片。

1.患牙与邻牙的关系

应注意患牙与邻牙及邻牙牙根的关系,拔乳牙时应注意患牙牙根与其下方恒牙的关系。

2.患牙与重要解剖结构之间的关系

拔除上颌磨牙时应注意牙根与上颌窦底之间的关系。如果中间只存在一薄层骨板,拔牙过程中上颌窦底穿通的可能性将增加,需使用外科法拔除患牙。

下颌磨牙的牙根与下牙槽神经管很近。在拔除下颌阻生磨牙前评估下牙槽神经管与下颌磨牙牙根之间的关系极其重要,否则可能会损伤下牙槽神经并导致术后下唇麻木。

3.牙根的结构

(1)牙根数目:首先要判断牙根的数目,牙根数目越多,牙齿拔除难度越大。通常每颗牙齿都有特定的牙根数,但有时会发生变异,如果术前可以明确牙根数,即可及时调整拔除方法以避免断根。

(2)牙根弯曲度及分叉程度:牙根的弯曲度与根分叉程度越大,牙齿拔除难度越大。如果牙根的弯曲度或根分叉程度过大时,需要采用外科法拔除患牙。

(3)牙根形状:牙根为短圆锥形则较容易拔除,如果牙根较长、弧度较大或根尖处弯曲成钩状则较难拔除。

(4)牙根大小:短根牙比长根牙容易拔除。如果牙根较长且有牙骨质增生则较难拔除,因为牙骨质增生常见于老年患者,对这些患者应仔细观察是否存在牙骨质增生。

(5)根面龋:根面龋会增加根折发生的可能性。

(6)牙根吸收:牙根吸收(内吸收或外吸收)会使根折的发生率增加,若牙根广泛吸收则应考虑外科拔除法。

(7)根管治疗史:接受过根管治疗的患牙会出现牙根粘连或变脆,应采用外科拔除法。

4.周围骨组织情况

(1)骨密度:牙片的透射性越高则骨密度越低,患牙拔除越容易;若阻射性增加则意味着骨密度增加,可能有致密性骨炎或骨质硬化,牙齿拔除的难度则增加。

(2)根尖病变:患牙周围骨质是否存在根尖病变,如果死髓牙根尖周围出现透射影,即说明患牙根尖周围发生肉芽肿或根尖周囊肿,拔牙后搔刮牙槽窝时应将这些病变组织彻底清除。

**(五)规范化的医师及患者体位**

术者站或坐在患者的右前或右后方,前臂与地面平行,肘部位于患牙水平,该种姿势比较舒适而且方便操作。助手站于患者左侧,即 2～4 点的位置,此位置便于传递器械及吸唾。麻醉时患者应采取仰卧位或半仰卧位。拔除上颌牙时,患者头部后仰,调节椅位使患者在大张口时上颌𬌗平面与地面呈 45°左右。拔除下颌牙时,患者稍直立,大张口时下颌𬌗平面与地平面平行。拔除上下颌前牙时,患者头部居中,双眼正视前方。拔除右侧上下颌后牙时,患者头部偏离术者。拔除左侧上下颌后牙时,患者头部略偏向术者。

**(六)器械准备**

最好将所有器械集中于托盘,包在一起消毒,在手术中打开,便于使用。普通牙拔除器械除局部麻醉注射器和局部麻醉药外,应包括牙龈分离器 1 把、刮匙

1把、直挺1把、拔牙钳1把、口镜1把、镊子1把、金属吸唾器1支、棉条2个,也可用金属盒子来替代托盘。

### 五、普通牙拔除的基本步骤

#### (一)麻醉

选择适当的麻醉方法进行麻醉。

#### (二)消毒

1‰碘酊消毒患牙及周围牙龈或嘱患者用漱口水含漱。

#### (三)分离牙龈

将牙龈分离器插入龈沟内,以邻牙为支点,沿唇、腭侧牙颈部曲线从近中向远中滑动将牙龈完全分离。

#### (四)用牙挺或牙钳拔除患牙

1.牙挺拔牙的基本方法

将牙挺挺刃插入患牙近中颊侧牙槽骨与牙根之间,以牙槽突为支点,向根尖方向楔入后,再同时使用转动和撬动力量,使牙槽窝扩大,牙齿松动并向上浮动。

2.牙钳拔牙的基本步骤

(1)插:将钳喙尽量向牙根方向插入,钳喙长轴应与牙齿长轴一致,避免夹住牙龈。

(2)抱:钳喙牢固地环抱住牙颈部。

(3)摇:以根尖为轴心,向唇(颊)、舌(腭)侧逐渐摇动牙齿。

(4)转:部分单圆根牙齿可使用旋转力使牙齿松动。

(5)牵:当牙齿松动后一般从骨质较薄弱的一侧牵引拔除患牙。

3.牙挺与牙钳结合使用

亦可以先用牙挺挺松患牙后,再使用牙钳将其拔出。

#### (五)处理拔牙创

(1)查:牙齿拔出后,首先应检查牙齿的牙根数目是否相符,牙根外形是否完整;其次应检查牙槽窝,助手用吸唾器吸净唾液和血液,清楚显露牙槽窝后,根据拔出牙齿检查结果查找有无断根等遗留,有无炎性肉芽组织、折裂骨片、锐利的骨尖骨嵴,有无活跃出血等;最后检查牙龈等软组织有无撕裂、渗血,邻牙有无异常松动等。并根据以上检查结果给以对症处理。

(2)刮:用刮匙搔刮牙槽窝底的炎性肉芽组织、碎牙片及结石等异物。

（3）压：用示指和拇指（戴手套）压住棉条挤压牙槽骨，使扩张的牙槽骨壁复位。

（4）咬：用咬骨钳修整过高的牙槽中隔、骨嵴或牙槽骨壁。

（5）缝：一次拔除多个相邻牙齿时，应对连续的伤口进行缝合。

（6）盖：消毒棉卷覆盖拔牙创口并嘱患者咬紧加压止血。

### （六）交代拔牙术后注意事项

（1）术后即可将用纱布包裹冰袋置于拔牙部位的相应面部间断冷敷术区6～8小时（冷敷3分钟，休息30分钟），以减轻术后肿胀。

（2）咬紧棉卷，拔牙后40分钟左右即可将棉卷轻轻吐出。注意棉卷不要咬压过久，以免造成伤口被唾液长久浸泡，引起感染或凝血不良。

（3）有出血倾向的患者，拔牙后最好暂时不要离开，待0.5小时后请医师再次查看伤口，如果仍出血，应做进一步的处理，如局部使用止血药、进行缝合止血、口服止血药物等。

（4）正常情况下，棉条吐出后就不会再出血，唾液中带一点血丝是正常的，如持续出血则应及时复诊。

（5）拔牙后2小时方可进食，当天应吃一些温凉、稀软的食物，如口含冰块或冷饮等，不要吃辛辣刺激性和硬、黏、不易嚼碎的食物，也要避免食用易碎、薄片状的食物（因为掉到牙槽窝内而导致突然的疼痛和影响伤口愈合）。

（6）吸烟、饮酒对伤口愈合有一定影响，拔牙后一两天内最好不要吸烟、饮酒。

（7）拔牙后要注意保护好血凝块，24小时内不刷牙、不漱口、不要用拔牙侧咀嚼食物、不要频繁舔伤口、切忌反复吸吮，以免破坏血凝块。术后第2天开始用漱口水或温盐水漱口。

### （七）拔牙后用药

拔牙后一般不用药。但在急性炎症期拔牙，或创伤较大、全身情况较差时，应口服抗生素和止痛药。拔牙后24～48小时内可能有轻到中度的不适，对疼痛耐受较差的患者可以给予止痛药，如有必要可补充使用麻醉镇痛药。口内缝线一般一周后拆除。

## 六、各类牙的拔除方法

### （一）上颌牙拔除

#### 1.上颌切牙拔除

通常使用上颌前牙钳拔除上颌切牙。上颌切牙通常是锥形根，唇侧骨板薄而腭侧骨板厚,所以拔除时主要向唇侧用力。开始为缓慢均匀地向唇侧加力扩大牙槽窝,然后向腭侧轻度用力,接着再施以轻度、缓慢的旋转力,最后以适度的牵引力将牙齿向下从唇侧脱位。但应注意:侧切牙牙根稍细长且牙根 1/3 常向远中弯曲,所以在拔除前必须进行影像学检查,对牙根弯曲者,拔除时尽量少用旋转力。

2.上颌尖牙拔除

上颌前牙钳是拔除上颌尖牙的最佳工具。全口牙中上颌尖牙通常是最长的,牙根呈椭圆形并在上颌骨前面形成一个称为尖牙突的突起,所以尖牙牙根唇侧的骨板特别薄,但由于牙根很长,拔除比较困难。在拔除过程中如不小心常造成唇侧牙槽骨骨板骨折。

在拔除时,牙钳钳喙应尽量向尖牙根方放置,先向唇颊侧用力再向腭侧摇动,当牙槽窝被扩大且牙齿有一定动度后,再将牙钳继续向根方放置。在扩大牙槽窝时,可以使用轻度的旋转力,当牙齿被充分松解后,使用唇向牵引力使牙齿向下从近中唇侧方向脱位。

3.上颌第一前磨牙拔除

常用上颌前磨牙钳拔除上颌第一前磨牙。上颌第一前磨牙颊侧骨板较腭侧薄,在根颈 2/3 常为单根,在根尖 1/3～1/2 常分为颊、舌侧两个根,两根细长很容易折断(特别是骨密度增加的老年患者),成年人(年龄＞35 岁)拔牙时最易发生断根的就是上颌第一前磨牙。

由于上颌第一前磨牙牙根有两个相对较细的根尖部分,当向颊侧用力时,容易折断颊根;当向腭侧用力时,容易折断腭根,所以拔除时必须控制力量。开始先向颊侧用力,向腭侧的力量应相对较小,以免腭根折断(因颊侧骨板较薄,即便是颊根折断也相对容易取出),最后以略偏颊侧的牵引力使牙齿脱位。拔牙过程中应避免使用旋转力。

由于给成人拔除该牙时极可能发生断根,所以应先使用直挺尽可能将该牙挺松后再用牙钳拔除,即便是发生断根,松动的根尖也容易被取出。

4.上颌第二前磨牙拔除

通常使用上颌前磨牙钳拔除上颌第二前磨牙。上颌第二前磨牙颊侧骨板较薄,腭侧骨板较厚,常为单根,牙根较粗且根尖较钝,因此,拔除该牙时很少发生断根。

牙钳应尽可能向根方放置以获得最大的机械效力。由于牙根相对强壮,拔除过程中可使用较大的颊、腭侧摇动力量和脱位的旋转力和牵引力。

5.上颌磨牙拔除

通常使用左、右成对的上颌磨牙钳拔除上颌磨牙,该拔牙钳的颊侧钳喙上有一个突起可以插入颊侧两根之间。当上颌磨牙牙冠大面积龋坏或有修复体时,建议使用上颌磨牙残冠钳。

上颌第一磨牙颊侧骨板薄而腭侧骨板较厚,有 3 个较粗壮的根,通常情况下两颊根之间分叉较小,颊根与腭根之间分叉较大。拔牙前需对该牙进行影像学检查,应注意 3 个牙根的大小、弯曲度、根分叉程度及牙根与上颌窦的关系。如果两颊根分叉也较大,则很难拔除;如果牙根接近上颌窦且根分叉较大,发生上颌窦瘘的可能性就大。此时应该考虑使用外科拔牙术。

拔牙时牙钳应尽量向根方放置,用较大而缓慢均匀的力量向颊腭侧摇动,向颊侧的力量略大于腭侧,不能使用旋转力。如果根分叉较大,预计会有一个牙根折断时,因为颊根更容易取出,应避免折断腭根,所以需控制向腭侧的力量和幅度。

上颌第二磨牙解剖与第一磨牙相似,但牙根较短,根分叉较小,两颊根常融合成单根。所以该牙较第一磨牙容易拔除。

已萌出的上颌第三磨牙通常是锥形根,一般情况下,只需使用牙挺即可拔除。有时也可以使用上颌第三磨牙钳拔除,该牙钳左右通用。因该牙解剖变异较多,经常会出现小而弯的根,而该牙断根后又非常难取,所以术前一定要进行影像学检查。

(二)下颌牙齿拔除

1.下颌前牙拔除

通常使用下颌前牙钳拔除下颌前牙,有时也可以使用鹰嘴钳。下颌切牙和尖牙唇舌侧骨板都较薄,仅尖牙舌侧骨板相对稍厚,切牙和尖牙形状相似,切牙牙根稍短、细,尖牙的牙根长而粗,所以切牙牙根更容易折断,在拔除前必须充分松解患牙。

牙钳钳喙应尽量向牙齿根方放置,通常先向唇舌侧摇动,摇动的力量和幅度基本相等,当牙齿有一定的松动度后再使用旋转力进一步扩大牙槽窝。最后通过牵引力使牙齿从牙槽窝内脱位。

2.下颌前磨牙拔除

通常使用下颌前磨牙钳拔除下颌前磨牙,有时也可以使用鹰嘴钳。下颌前磨牙舌侧骨板稍厚,颊侧骨板较薄,其牙根直且呈圆锥形,所以是最容易拔除的牙齿。

牙钳应尽量向根方放置,先向颊侧用力摇动,再向舌侧摇动,然后施以旋转力,最后通过牵引力使牙齿向上、颊的方向脱位。术前必须进行影像学检查以确定根尖 1/3 是否存在弯曲,如果存在弯曲,则应尽量减少或者不使用旋转力。

3.下颌磨牙拔除

通常使用下颌磨牙钳拔除下颌磨牙,该牙钳两侧钳喙都有与双根相适应尖形突起。下颌磨牙的颊舌侧骨板在全口牙中最厚,牙根通常比较粗大,常为双根,牙根有时会在根尖 1/3 与牙槽骨发生融合,拔除难度较大,第一磨牙根分叉常比第二磨牙大,更增加了操作难度,所以全口牙齿中最难拔除的是下颌第一磨牙。

钳喙尽可能向根方放置,用较大的力量向颊舌侧摇动扩大牙槽窝,再使牙齿向颊𬌗方向脱位。第二磨牙舌侧骨板较颊侧薄,所以用较大的舌侧力量可以比较容易拔除第二磨牙。

如果牙根明显为双根,可以使用牛角钳。此牙钳的设计使得钳喙可以伸入根分叉,这样可以产生以颊舌向牙槽嵴为支点的对抗力逐渐地将牙齿从牙槽窝中挤出。如果失败,则可以再施以颊舌侧力量来扩大牙槽窝,然后再加大挤压钳柄的力量。使用该牙钳时必须注意避免损伤上颌牙齿,因为下颌磨牙可能会从牙槽窝中蹦出,使得牙钳突然撞到上颌牙齿。

萌出的下颌第三磨牙通常为融合的锥形根或根分叉较小,舌侧骨板明显较颊侧骨板薄,常用下颌第三磨牙钳(喙短、直角)拔除,大多数情况下患牙经摇动而松动后向舌侧用力使患牙从舌侧𬌗面脱位。如果因根分叉较大等各种原因导致拔除困难时应先用直挺将牙齿挺至中度松动,然后使用牙钳并逐渐增加摇动力量,在牙齿完全松解后再使用牵引力使牙齿脱位。

## 七、牙根拔除

牙根拔除术包括残根和断根的拔除,两者的情况不同。其中,残根是指牙齿由于龋坏等原因而致牙冠基本缺失,仅剩余牙根;而断根是指由于外伤或牙拔除术中造成的牙根折断。

造成术中断根的原因:①钳喙安放时位置不正确,或未与牙长轴平行,或钳喙未深入到牙槽嵴而仅夹住了牙冠;②拔牙钳选择不当,钳喙不能紧贴于牙面而仅仅是点或线的接触;③牙冠有广泛破坏,或有较大的充填物;④牙的脆性增加(如老年人的牙、死髓牙);⑤牙根外形变异(如细弯根、肥大根、额外根);⑥牙根及周围骨质因各种原因发生增生(如牙骨质增生、牙槽骨过度致密、牙根与牙槽骨粘连、老年人牙槽骨失去弹性);⑦拔牙时用力不当或用力方向错误(如使用突然的暴力、向致密坚硬的方向用力过大、向逆牙根弯曲方向用力、误用不该使用的旋转力)。

残根和断根的类型很多,情况较为复杂,拔除的难易程度主要与牙根的以下几种状况有关。①牙根断面与牙槽嵴边缘的关系:牙根断面高于或与牙槽窝边缘平齐则拔除相对容易;牙根断面低于牙槽窝边缘,特别是牙根断面表面部分或全部被牙龈覆盖时,由于不能沿着牙根表面探寻牙根与牙槽骨之间的间隙则拔除相对困难。②牙根间隙的状况:残根由于受到长期的慢性炎症刺激,导致根周与牙槽骨壁之间产生不同程度的破坏和吸收使牙根间隙扩大则拔除相对容易;断根由于其牙根与牙槽骨之间正常间隙未被破坏则拔除相对困难;有的残根受到慢性炎症刺激后导致牙骨质与牙槽骨粘连,使牙根失去正常的牙根间隙则拔除难度最大。③牙根牙髓的状况:死髓牙牙根由于失去牙髓营养供应会使牙根组织变得疏松而易碎,拔除时容易导致上段牙根碎裂,使根断面进一步向牙槽窝深入,增大拔除难度,因而死髓牙牙根较活髓牙牙根难以拔除。④牙根的形态、数目和周围组织的关系:弯曲、膨大、细长等有变异的牙根比直立、短小、圆钝的牙根难以拔除;多根牙比单根牙难以拔除;牙根与周围重要组织(如上颌窦、下颌神经管)关系密切的难以拔除。

由于牙根拔除的难易程度变化很大,拔除前应做仔细的临床检查,拍摄 X 线片,确定牙根的数目、大小、部位、深浅、阻力、根斜面情况及与周围组织的关系(如上颌窦、下颌管),对检查结果经仔细分析后制订手术方案并准备相应器械,对可能发生的情况向患者解释清楚。

术中折断的牙根拔除必须在清楚、直视下进行,要求有良好的照明及止血条件,切忌在未看见断根时盲目操作,原则上各种断根皆应在术中取出,但必须全面考虑,如患者体质较弱,而手术又很复杂时,亦可延期拔除;如牙根仅在根尖部折断(<3 mm),不松动且本身并无炎症存在(一般为阻生牙、埋伏牙、错位牙)时也可不拔除。

牙根的具体状况不同,拔除方法也不一样,以下为较常使用的牙根拔除方法。

**(一)根钳拔除法**

适用于牙根断面高于牙槽窝边缘的牙根和牙根断面虽平齐或低于牙槽窝边缘但在去除少许牙槽骨壁后能用根钳夹住的牙根(由于用去除牙槽骨壁的方法在术后存在牙槽嵴高度降低、外形凹陷的缺点,最好不要采用此法,可改用直挺拔除法)。安置根钳时,钳喙应尽量向根方插入,要尽量多地环抱牙根,然后尝试摇动并缓慢加力,随着牙槽窝的扩大,钳喙不断向根方深入。对扁平的牙根主要依靠楔入和摇动的力量拔除,对圆钝的牙根还可使用扭转力。

**(二)直挺拔除法**

根的折断部位比较低,根钳无法夹住时,应使用牙挺将其挺出。尽量选用挺刃窄而薄的直挺,挺刃的大小、宽窄应与牙根表面相适应。高位牙根可用直牙挺,位于牙槽窝内的低位牙根应使用根挺,根尖 1/3 以下的牙根需用根尖挺。一般情况下,牙挺从牙根斜面较高的一侧插入,对于弯根则应从弯曲弧度凸出的一侧进入。挺刃凹面应紧贴牙根并沿着牙根表面用楔的原理尽量向牙根根方插入至牙根与牙槽骨壁之间,挺的凸面以牙槽骨骨壁或腭侧骨板为支点施以旋转力,使牙槽窝扩大,牙根与周围组织的附着断裂,即利用楔与轮轴的作用原理使牙根逐渐松动,牙根松动后,牙挺就可乘势插向牙槽窝深处,这样不断推进与旋转牙挺,最后再使用轻微的撬力便可使牙根脱位。多根牙或相邻的牙根需同时拔除时挺刃也可从多根牙或相邻牙根之间插入,以邻近的牙根为支点,这样,在拔除牙根的同时,也挺松了需要拔除的相邻牙根。

**(三)三角挺拔除法**

最常用于拔除多根牙时已完整拔除患牙的一个根,利用该根空虚的牙槽窝挺出相邻牙槽窝中的断根。使用时将三角挺的挺喙插入已经空虚的牙槽窝底部,喙尖抵向牙槽中隔,以牙槽骨为支点,向残留断根的方向施加旋转力,将残留断根连同牙槽中隔一并挺出。

**(四)牙钳分根后拔除**

下颌磨牙残冠拔除时,可以先使用牛角钳或分根钳夹持根分叉处,握紧钳柄将患牙分为近、远中两个牙根,而后根据具体情况,用下颌根钳或牙挺分别拔除。

**(五)牙挺分根拔除法**

适用于磨牙残冠折断部位比较低,根钳无法夹住,且根分叉暴露者。此时可以将直挺挺刃插入近远中两根间的根分叉下,旋转挺柄即可将残冠分割成近、远两根,而后根据具体情况,用下颌根钳或牙挺分别拔除。

# 第二节　阻生牙拔除术

阻生牙是指由于邻牙、骨或软组织的阻碍而只能部分萌出或完全不能萌出,且以后也不能萌出的牙。引起牙阻生的主要原因是随着人类的进化,颌骨退化与牙量退化不一致,导致骨量相对小于牙量(牙弓的长度短于所有牙的近远中径之和),颌骨缺乏足够的空间容纳全部恒牙。常见的阻生牙为上、下颌第三磨牙,其次是上颌尖牙和下颌第二前磨牙。由于第三磨牙是最后萌出的牙齿,因此最容易因萌出空间不足而导致阻生;因下颌第二前磨牙是在第一前磨牙和第一磨牙之后萌出,上颌尖牙是在侧切牙和第一前磨牙之后萌出,如果萌出空间不足,也会导致阻生。除上述因素外,引起尖牙阻生还有以下因素:①恒尖牙在发育过程中其牙冠位于乳尖牙牙根舌侧,故乳尖牙如果发生任何病变均可影响恒尖牙牙胚的生长发育;②尖牙在萌出过程中,牙根的发育较其他牙完成的早,因而其萌出力量减弱,并且尖牙从萌出到建立𬌗关系,萌出距离最长;③上颌尖牙从腭侧错位萌出比例较高,而腭侧软组织及骨组织均较致密,萌出阻力大。由于尖牙阻生因素较多,故上颌尖牙阻生是除下颌及上颌第三磨牙阻生之外最常见者。

阻生牙拔除术难度是随着年龄的增长而增加,如果延迟拔除,不但可能会导致阻生牙局部组织发生病变、邻牙及邻近骨组织缺损(缺失),还会增加拔牙时损伤相邻重要结构的风险等许多问题。由于年轻患者能更好地耐受手术、术后恢复速度及牙周组织的愈合质量好于成年患者、操作相对简单、并发症少,还避免了因阻生牙导致的所有局部组织病变等问题,因此在没有拔牙禁忌证的情况下所有阻生牙均应早期、及时拔除。

**一、适应证**

对有症状和病变或可能引起邻近组织产生症状和病变的阻生牙均应拔除。

**(一)引起冠周炎的阻生牙**

冠周炎是指部分萌出的阻生牙牙冠周围软组织的炎症,临床表现为不同程度的肿痛和张口受限,如果治疗不及时,感染会蔓延到相邻的面部间隙,导致严重的面部间隙感染。当冠周炎症状减轻或消失时应及早拔除阻生牙。

由于阻生牙或阻生牙在萌出过程中𬌗面被软组织覆盖形成的盲袋,成为细菌滋生的良好场所。当患者抵抗力降低时,就会引发冠周炎,为了预防冠周炎的发生,需对阻生牙进行预防性拔除。

**(二)阻生牙龋坏及导致邻牙龋坏**

由于阻生牙常导致局部自洁能力下降,致龋细菌就会引起阻生牙及邻牙龋坏。应及时拔除龋坏阻生牙,以方便邻牙的牙体治疗并提高邻牙的自洁能力,龋坏的邻牙应尽量治疗保存。对于年轻患者,为防止邻牙发生龋坏,可预防性拔除阻生牙。

阻生牙通常无法建立正常咬合关系,若错𬌗或与邻牙邻接关系不良可导致食物嵌塞,进而发展为牙周病,调𬌗治疗效果往往不佳,需要及时拔除阻生牙。

**（三）阻生牙压迫导致邻牙牙根吸收**

阻生牙的压力会引起邻牙牙根吸收，早期及时拔除阻生牙后，缺损的牙骨质可自行修复。

**（四）因阻生牙压迫导致邻牙牙周组织破坏**

由于阻生牙（特别是近中或水平阻生）与紧贴的邻牙之间不易保持清洁，易引起炎症，使上皮附着退缩，形成牙周炎，导致牙槽骨吸收。应及时拔除阻生牙，通过牙周治疗或牙周组织再生的方法恢复丧失的牙周组织（缺失的骨质由新生骨填充）。早期预防性拔除阻生牙可防止牙周病的发生。

**（五）阻生牙导致牙源性囊肿或肿瘤**

牙源性囊肿或肿瘤来自牙源性上皮或滤泡，埋藏在牙槽骨中的阻生牙与滤泡同时存在，滤泡如发生囊性变有可能发展成为牙源性囊肿或牙源性肿瘤。如发现滤泡发生囊性变需尽早拔除。

**（六）因正畸治疗需要拔除的阻生牙**

因正畸治疗需要后推第一、二磨牙时，阻生的第三磨牙会妨碍治疗，需在正畸治疗前拔除。为保证正畸治疗效果（因阻生第三磨牙可使磨牙和前磨牙向近中移动，导致牙列拥挤），在正畸治疗结束后拔除阻生第三磨牙（尤其是近中阻生）。

**（七）可能为颞下颌关节紊乱病诱因的阻生牙**

阻生第三磨牙持续的前移力量可使其他牙移位或阻生牙本身错位萌出，造成创伤𬌗，影响到颞下颌关节，应及时拔除阻生牙。

**（八）因完全骨阻生而被疑为原因不明的神经痛或病灶牙者**

完全骨阻生牙有时也会引起某些不明原因的疼痛。当排除了其他原因后，拔除阻生牙可能会解决疼痛问题。

**（九）正颌手术需要**

当准备行下颌升支矢状劈开术时，阻生第三磨牙会妨碍手术过程，术前6～9个月拔除阻生第三磨牙，待颌骨伤口完全愈合后再行正颌手术，新形成的骨有利于正颌术中预知下颌骨截开的状况，还可提供更多的骨量以利于内固定和术后𬌗关系的稳定。

**（十）预防下颌骨骨折**

牙槽骨是容纳牙齿的，但牙齿的存在会不同程度地减少牙槽骨的骨量。阻生下颌第三磨牙占据骨组织的空间,就使得此处下颌骨变得薄弱、更容易骨折。

## 二、禁忌证

阻生牙拔除的禁忌证与一般牙拔除术禁忌证相同。当阻生第三磨牙处于下列情况时可考虑保留。

(1)正位萌出达邻牙殆平面,经切除远中覆盖的龈瓣后,可暴露远中冠面,并可与对殆牙建立正常咬合关系者。

(2)当第二磨牙已缺失或因病损无法保留时,如阻生第三磨牙近中倾斜角度不超过45°,可保留作为修复用基牙。

(3)虽邻牙龋坏可以治疗,但因骨质缺损过多,拔除阻生牙后可能导致邻牙严重松动,可同时保留邻牙和阻生牙。

(4)第二磨牙拔除后,如第三磨牙牙根未完全形成,可自行前移替代第二磨牙,与对殆牙建立正常咬合。

(5)完全埋藏于骨内无症状的阻生牙,与邻牙牙周无相通,可暂时保留观察。成年患者(通常超过35岁),如没有其他疾病的表征并且影像学可见到阻生牙周围有一层骨质覆盖,则不需拔除。

(6)阻生牙根尖未发育完成,其他牙齿因病损无法保留时,可将其拔出后移植于其他牙齿处。

(7)第一磨牙龋坏无法保留,如第三磨牙非颊舌位(最好是前倾位),拔除第一磨牙后,间隙可能因第二、三磨牙的自然调整而消失,配合正畸治疗,可获得更好的殆关系。

(8)如果阻生牙的拔除会造成其周围神经、牙齿或原有修复体的损伤,可将其留在原位观察。

## 三、阻生牙拔除术前准备

### (一)临床检查

阻生牙拔除术前必须进行详细的病史询问、全面的体格检查、实验室检查和口腔检查。

1.病史询问

包括年龄、有无系统性疾病史、手术史、服药史等。

2.体格检查

包括面型、面色、表情、颊部皮肤有无红肿或瘘管,颈部淋巴结是否肿大、有无压痛,关节区有无弹响、压痛,下唇感觉有无异常,张口型、张口度有无异常等。

对患有全身疾病的患者还需进行生命体征检查。

3.实验室检查

对患有全身疾病的患者需根据具体情况进行心电图、血常规、肝肾功能、血糖、凝血功能、甲状腺功能等检查。

4.口腔检查

阻生牙在颌骨中的位置、方向、与邻牙的关系,远中龈瓣的韧性、覆盖牙冠的范围、有无红肿、压痛或糜烂、盲袋内是否有脓性分泌物,牙冠有无龋坏,邻牙的松动度、牙周状况,有无龋坏、折裂、充填体或修复体等,对检查结果要告知患者并详细记录在病历上。

**(二)影像学检查及难度评估**

不同的阻生牙在拔除时难易程度也有所不同,为了在术前预测拔除难度,需制定阻生牙分类标准和拔除难度标准,通过这些标准预测手术难度及术中、术后可能发生的并发症,并可使手术井井有条地进行。现行主要的分类系统和难度评估都是基于对影像学分析得来的,因此拔除阻生牙前需要进行全面的影像学检查。

最常用的方法是拍摄全口曲面断层片,它可提供颌面部大部分信息,如下颌阻生牙与下牙槽神经的关系、上颌阻生牙与上颌窦的关系等,避免了因仅拍摄局部 X 线片而发生漏诊的可能。另外,根据需要还可增加其他检查方法,如根尖片可了解阻生牙局部更多的细节;咬合片可了解阻生牙颊舌向位置和结构的变化。

拍摄 X 线片应注意投照角度差异造成的影像重叠和失真。例如,下颌管与牙根影像重叠时,易误认为根尖已突入管内,此时,应观察牙根的牙周膜和骨硬板是否连续,重叠部分的下颌管是否比牙根密度高、有无变窄等,以判断牙根是否已进入下颌管内。下颌阻生第三磨牙常位于下颌升支前缘内侧,在下颌骨侧位片和第三磨牙根尖片上,牙冠常不同程度地与下颌升支前缘重叠,形成骨质覆盖的假象,故判断冠部骨阻力时,主要应根据临床检查和探查,尤其是术中所见牙位的高低。

锥形束 CT 用于阻生牙的检查的优点:可避免平片因影像重叠和投照角度偏差而造成的假象;可直观并量化下颌管在不同层面和方位上与下颌第三磨牙的距离关系;通过调节窗将其他组织图像去除,只留下密度较高的牙齿图像,辅以轴位和其他层面图像可以精确地了解埋伏牙的形态、位置、与邻牙的关系,以及邻牙有无移位或根吸收等。但锥形束 CT 需专用设备,花费较大,临床应用受到限制。

1.阻生牙的分类与拔牙难度评估

(1)下颌阻生第三磨牙的分类:下颌阻生第三磨牙可通过以下三条标准进行分类。

角度:是指第三磨牙牙体长轴与第二磨牙牙体长轴所成的角度。根据阻生牙的长轴与第二磨牙长轴的关系分成七类:中阻生、水平阻生、倒置阻生、垂直阻生、远中阻生、颊向阻生和舌向阻生。

阻生牙除与第二磨牙长轴有成角关系外,牙冠还可能朝颊或舌向倾斜,如果阻生牙已萌出至牙弓,大多数牙冠是舌向倾斜的。如果阻生牙未萌出,可通过拍摄咬合片确定咬合面是朝向颊(舌)侧或颊(舌)向阻生,大多数牙冠位于牙弓偏颊处。

垂直阻生最常见,近中阻生多见,水平阻生较多见,其他阻生类型少见。近中和垂直阻生(除低位垂直)的拔除难度相对较低,水平和远中阻生的拔除难度较高,倒置阻生的拔除难度最大。

与下颌支前缘的关系:根据阻生牙和下颌升支前缘相对位置关系分为3类。①Ⅰ类:阻生牙牙冠的近远中径完全位于下颌升支前缘的前方。②Ⅱ类:一半以内的阻生牙牙冠的近远中径位于下颌升支内。③Ⅲ类:一半以上的阻生牙牙冠的近远中径位于下颌升支内。分类越高牙齿的拔除难度越大。

与𬌗平面的关系:根据阻生牙相对于第二磨牙𬌗平面的位置关系分为3种。①高位阻生:牙的𬌗平面到达或高于第二磨牙的𬌗平面。②中位阻生:牙的𬌗平面位于第二磨牙的𬌗平面和牙颈线之间。③低位阻生:牙的𬌗平面低于第二磨牙的牙颈线。牙拔除的难度随阻生牙埋藏的深度增加而增大。

(2)三分类法在上颌阻生第三磨牙的应用:三分类法在上颌阻生第三磨牙中的应用与下颌几乎一样,但需考虑以下因素。①角度:垂直阻生最常见,远中阻生常见,近中阻生少见,颊腭向及水平阻生比较罕见。角度分类对上颌阻生牙拔除难度的影响刚好相反,垂直和远中阻生相对简单,而近中阻生拔除困难。②阻生牙颊舌向的位置对拔除难度也有影响:偏颊向的阻生牙(占多数),因颊侧骨板薄而拔除容易;而偏向腭侧的阻生牙拔除难度大。③与𬌗平面的关系:上颌阻生牙同样随着埋藏深度的增加而拔除难度增加。

2.影响阻生牙拔除难度评估其他因素

(1)牙根形态:牙根形态与阻生牙拔除难度之间有非常密切的关系。总体来说,拔除阻生牙最佳时机是牙根已形成1/3～2/3时,此时牙根形态是圆钝的,拔除时很少会断根,而且牙根距离重要解剖结构较远。如果牙根完全形成后,拔除难度就会增加(并且随着年龄的增大而增加)。如果在牙根尚未形成的牙胚期拔除,因术中牙胚在牙槽窝内旋转,难以找到合适支点将其挺出,拔除也较困难。另外,需注意牙根弯曲的方向,如果牙根弯曲的方向(向远中弯曲)与牙齿脱位的方向一致,拔除相对简单;如果牙根向近中弯曲,则发生断根概率很大,需分块拔除。

(2)牙周膜或牙周滤泡的宽度:阻生牙拔除的难度与牙周膜或牙周滤泡的宽度有关,越宽拔除越容易。由于牙周膜或牙周滤泡随年龄的增加而逐渐变窄,所以年轻患者的拔牙难度较年长患者低。尤其是 40 岁以上的患者,由于牙周膜间隙几乎消失,拔除更困难。

(3)周围骨密度:阻生牙拔除难度与周围骨密度有关。骨密度与患者年龄有关,年轻患者骨密度相对低,牙槽骨扩展性大,患牙易于拔除;35 岁以上患者的骨密度高,柔性及扩展性下降,骨阻力增加,拔除难度增大,拔除上颌第三磨牙时可导致上颌结节骨折。

(4)与邻牙的关系:如果阻生牙与邻牙之间有间隙则拔除较容易,如果紧靠邻牙,需注意避免损伤邻牙,如果邻牙有龋坏或大面积修复体时更要格外小心。

(5)与周围重要解剖结构的关系:如果牙根离下牙槽神经、鼻腔或上颌窦很近,术者应注意避免损伤神经、鼻腔和上颌窦。

**(三)拔牙器械准备**

拥有标准的器械可使操作顺利进行,并可减少并发症的发生。阻生牙拔除的常用器械包括 15 号刀片及刀柄、骨膜分离器、颊拉钩、牙挺、持针器、线剪、缝合针及缝线(可吸收或不可吸收)、外科专用气动式手机和外科专用切割钻。

**(四)知情同意**

术前必须告知患者拔除阻生牙的风险及可能出现的并发症,如局麻可能发生药物过量或变态反应,可能会引起血肿或深部组织感染,针尖刺中下牙槽神经可导致暂时性下唇麻木,腭大神经麻醉可能会导致暂时性咽部异物感、恶心;术中可能需要切开牙龈、去骨、分牙、缝合切口,可能会出现不适感;如果邻牙有龋坏、填充体、修复体或有严重牙周病,术中可能会损害邻牙或修复体;术后疼痛也可能由邻牙牙髓炎引起;拔除上颌第三磨牙、尖牙或多生牙可能会引起上颌结节骨板折裂、患牙或牙根进入上颌窦,可能会损伤上颌窦或鼻腔,导致术后口腔上颌窦瘘或口鼻瘘;拔除下颌第三磨牙或尖牙有可能损伤下牙槽神经、颏神经和舌神经,导致一侧下唇或舌体暂时性或永久性麻木;术后可能会发生出血、肿痛、张口受限、"干槽症";术中、术后可能须使用抗菌及止痛药物等。

知情同意是医疗实践中的一个重要环节,尽量做到术前告知义务,医护人员有义务应用自己的知识给患者讲解、引导其对病情做出合理的治疗决定,这样可最大限度地保证医疗安全。当患者遭受到一个没有事先告知的意外并发症时,会引起患者和医护之间不必要的争执。

**(五)麻醉及体位**

由于阻生牙拔除难度较大,耗时较长,所以长效、足量、完全的麻醉效果非常重要。医护和患者的手术体位同普通牙拔除。由于整个手术过程可能对部分焦虑和牙科畏惧症的患者存在不适的噪音和感觉,对这些患者可在术前控制焦虑、术中配合使用镇静方法等。

**四、下颌阻生第三磨牙拔除**

**(一)阻力分析与手术设计**

下颌阻生第三磨牙位于下颌骨体后部与下颌升支交界处,由于阻生牙的阻生状况和形态不同,拔除难度也各不相同,但无论何种类型和形态的阻生牙,将其顺利拔除的关键是有效解除阻生牙的各种阻力,因此阻力分析是拔除下颌阻生第三磨牙的必要步骤之一。下颌阻生第三磨牙拔除阻力有以下几种。

1.冠部阻力

包括软组织和骨组织阻力。

(1)软组织阻力来自阻生牙上方覆盖的龈瓣,该龈瓣质韧并保持相当的张力包绕牙冠,对阻生牙𬌗向和远中向脱位形成阻力。该阻力通过切开、分离软组织即可解除。

(2)骨阻力来源于包裹牙冠的骨组织,主要是牙冠外形高点以上的骨质。冠部骨阻力单从X线判断常有误差,应结合临床检查进行判断。垂直阻生的冠部骨阻力多在远中,近中或水平阻生的冠部骨阻力多在远中和颊侧。该阻力可通过分切牙冠和/或去骨的方法解除。

2.根部阻力

根部阻力来自牙根周围的骨组织,是主要的拔牙阻力,其阻力大小与下列情况有关。

(1)阻生牙倾斜度:垂直阻生牙牙根与拔除脱位方向一致,根部阻力较小;近中阻生牙倾斜度较大,与拔除脱位方向不一致,需要转动角度,所以根部阻力较大;水平位阻生牙倾斜度约90°,与拔除脱位方向更不一致,需更大的转动角度,所以根部阻力更大;倒置阻生牙牙根倾斜度超过 90°,冠、根部阻力均最大,拔除时需大量去骨后再将牙分割成多段才能拔除,所以拔除最困难。

(2)牙根形态:融合根、特短根、锥形根的根部阻力小,用挺出法即可拔除;双根且根分叉较高且二根间距较大者,根部阻力较大,需用分根法解除根部阻力;多根牙、根分叉较低且牙颈部有较大骨倒凹者、肥大根、U 形根、特长根的根阻力大,常需去骨达根长 1/3 甚至 1/2 以上才能解除根部阻力。

(3)根尖形态:正常根尖、根尖弯向远中、根尖发育未完成者,根尖部阻力很小,拔除较容易;根尖弯向近中、颊舌侧或根尖弯曲方向不一致、根端肥大者,根尖阻力较大,拔除较困难。

(4)周围骨组织密度:年轻人根周骨密度疏松,牙周间隙明显,比中老年人容易拔除;根周骨组织因慢性炎症而出现明显骨吸收者,根阻力小,容易拔除;如因慢性炎症导致骨硬化或根周骨粘连,则根阻力变大,拔除较困难,该情况多见于年长患者。

去除根部骨阻力的方法有分根、去骨、增隙。单纯去骨创伤较大,应多采用分根、增隙等多种方法综合应用解除牙根阻力。

3.邻牙阻力

邻牙阻力是指第二磨牙产生的妨碍阻生牙拔除脱位的阻力。其阻力大小视阻生牙与第二磨牙的接触程度和阻生的位置而定,该阻力可通过分冠和去骨的方法解决。

要根据阻力分析、器械设备条件和术者经验设计合理的手术方案。手术方案包括麻醉方法和麻醉药物的选择、切口的设计、解除阻力的方法、去骨部位和去骨量、分割冠根的部位、牙脱位的方向。由于手术方案主要是根据影像结果制订的,如果术中出现与临床实际情况不相符时,应及时调整术前设计的方案。

**(二)拔除步骤**

下颌阻生第三磨牙拔除术是一项较为复杂的手术,手术本身包含对软组织和骨组织的处理,要严格遵守无菌原则。

1.麻醉

通常选择下牙槽神经、舌神经、颊长神经一次性阻滞麻醉。为减少术中出血、保证术野的清晰和方便操作,可在阻生牙颊侧及远中浸润注射含血管收缩剂(肾上腺素)的麻醉药物。

2.切口

因下颌阻生第三磨牙位于口腔最后部而导致操作视野有限,通常需切开、翻瓣以提供清晰的视野。高位阻生一般不需切开,或仅在远中切开、分离牙龈即可;中低位阻生最好选用袋型瓣切口,也可选用三角瓣切口。袋型瓣切口从阻生牙颊侧外斜嵴开始,向前切开至第二磨牙远中偏颊处,再沿第二磨牙颊侧牙龈沟向前切开至第二磨牙近中(短袋型切口)或继续沿牙龈沟向前扩展至第一磨牙近中(长袋型切口),牙龈乳头保留在组织瓣上,切开时刀刃应直达骨面,全层切开黏骨膜。

如果阻生牙埋藏很深,也可选用三角瓣切口,该切口是在袋型切口的基础上,在第二磨牙近中或远中颊面轴角处附加一个向前下斜行与龈缘约呈 45°的减张切口,附加切口与牙龈沟内切口必须保持钝角以保证基部足够宽(提供足够的血供),长度不能超过移行沟底。

3.翻瓣

将骨膜剥离器刃缘朝向骨面插入到骨膜与牙槽骨之间,从切口前端开始,先旋转分离牙龈乳头,再沿牙槽嵴表面向后推进,要确保组织瓣全层分离,如遇因未完全切开而导致分离困难时,应再次切开,避免因强行剥离引起组织撕裂。分离、翻瓣的范围原则上以显露术区即可,颊侧不要超过外斜嵴,舌侧不要越过牙槽嵴,以免引起过重的术后肿胀,组织瓣翻开后将颊拉钩置于组织瓣与术区之间,使组织瓣得以保护并可充分显露术区。

4.去骨

翻瓣后应根据 X 线片和临床实际的骨质覆盖状况决定去骨部位和量,选用外科专用切割手机和钻去骨。去骨的一般原则:显露牙冠的最大周径;尽量保持颊侧皮质骨高度;根据患牙拔除难度以及切割牙冠方式确定去骨量。

去骨的目的是暴露牙冠,包括去除全部𬌗面和部分颊侧、远中的牙槽骨,为保持牙槽骨高度,去除颊侧及远中牙槽骨时可仅磨除贴近患牙的部分牙槽骨,这样既显露了牙冠,又达到了增隙的目的。

舌侧及近中牙槽骨原则上不能去除,因为这样可能会伤及舌神经、第二磨牙及第二磨牙牙周骨质。由于舌神经位于舌侧软组织内,可能平行于牙槽嵴顶行走,为避免损伤神经,在远中去骨时不要超过中线,将分离器置于远中骨板周围进行保护,确保切割钻不伤及软组织。

5.增隙

增隙是在患牙的颊侧和远中骨壁磨出沟槽(在临床实际操作中,该步骤大多已在去骨时完成),将磨出的沟槽作为牙挺的支点。沟槽宽度约 2 mm,该宽度既可容纳牙挺又不会因太宽导致牙挺失去支点在沟槽内打转。增隙时,将牙钻与牙体长轴平行,在患牙表面去骨磨出一小沟,从小沟开始向近远中磨除患牙颊侧和/或远中表面骨质,将患牙和骨壁分离,沟的深度达牙颈部以下(通常与切割钻的长度相当,不会影响颌骨的机械强度),注意不要伤及下牙槽神经管。

6.分切患牙

包括截冠和分根。其目的是解除邻牙阻力、减小根部骨阻力。其优点是减小创伤、减少操作时间、降低并发症。最常用的方法是用钻从患牙牙冠颊侧正中向舌侧进行纵向切割,深度达根分叉以下,将牙分成近中和远中两部分(由于有的患牙舌侧面非常接近舌侧骨板,而且舌侧骨板较薄,为避免损伤舌侧软组织及舌神经,通常切割至余留患牙舌侧少部分牙体组织即可,不可将整个患牙颊舌向贯穿磨透,然后用直挺插入沟槽底部旋转将患牙折裂成理想比例的近中、远中两部分)。

有时,近中部分仍存在邻牙阻力时,可在近中部分釉牙骨质界处做一横断切割,将其分割为牙冠和牙根两部分,先取出牙冠,然后挺出牙根。如是多根牙,可将牙根分割成多个单根后再分别挺出。

7.拔出患牙

当完全解除邻牙阻力、基本解除骨阻力后,根据临床具体情况,选择合适的牙挺,分别将患牙分割后的各个部分挺松或挺出,挺松部分用牙钳将其拔除,以减少牙挺滑脱和牙体被误吸、误吞的可能。使用牙挺时切忌使用暴力,应注意保护邻牙及骨组织(用手指接触患牙及邻牙并抵压于舌侧,感知两牙的动度,控制舌侧骨板的扩张幅度),以免造成舌侧骨板、相邻第二磨牙、下颌骨的损伤或患牙移位。

对分割拔出的患牙,应将拔除的牙体组织进行拼对,检查其完整性,如有较大缺损,应仔细检查拔牙窝,避免遗留。

8.处理拔牙窝

用生理盐水对拔牙窝进行清洗和/或用强吸的方法彻底清理拔牙时产生的碎片或碎屑,对粘连在软组织上的碎片可用刮匙刮除,但不能过度搔刮牙槽窝,以免损伤残留牙槽骨壁上的牙周膜而影响伤口愈合。

在垂直阻生牙的远中部分、水平阻生或近中阻生牙冠部的下方常存在肉芽组织,X线显示为三角形的低密度区,如探查为脆弱松软、易出血的炎性肉芽组织,应予以刮除;如探查为韧性、致密的纤维结缔组织,则对愈合有利,不必刮除。低位阻生的牙冠常有牙囊包绕,多与牙龈相连,应将其去除,以免形成残余囊肿。

压迫复位扩大的牙槽窝,修整锐利的骨缘,取出游离的折断骨片。为预防出血,可在拔牙窝内放入吸收性明胶海绵 1～2 块。

9.缝合

缝合的目的是将组织瓣复位以利愈合、防止术后出血、缩小拔牙创面、避免食物进入、保护血凝块。缝合不宜过于严密,通常第二磨牙远中处可以不缝,这样既可达到缝合目的,又可使伤口内的出血和反应性产物得以引流,从而减轻术后肿胀和血肿的形成。

缝合切口时,要先缝合组织瓣的解剖标志点,如切口的切角和牙龈乳头,因为拔牙后有些解剖结构发生了变化,这样可以避免缝合时组织瓣移位。缝合完成后用消毒棉卷覆盖拔牙创面并嘱患者咬紧加压止血。

10.术后医嘱

同一般牙拔除术。由于下颌阻生牙拔除损伤较大,术后可适当使用抗生素和止痛药。

### (三)各类阻生牙的拔除方法

1.垂直阻生

如果患牙已完全萌出,根部和骨阻力不大时,可分离牙龈后用牙挺直接拔除;如果患牙未完全萌出,存在较大软组织阻力时,可将患牙𬌗面及远中龈瓣切开、翻瓣,完全消除软组织阻力后再用牙挺拔除。将牙挺置于患牙近中,以牙槽突为支点,以楔力为主,逆时针向远中转动,使患牙获得向上后的脱位力。

如果患牙牙冠有较大的骨阻力时,需去除牙冠𬌗面全部骨质和远中部分骨质后再拔除患牙。如果患牙根分叉大而导致根部骨阻力较大时,应用钻将患牙垂直分割成近、远中两瓣后分别拔除。对于低位、骨阻力大者应采用去骨、增隙、分根等联合方法。

2.近中阻生

对邻牙和根部阻力不大的高位近中阻生牙(近中部分位于第二磨牙牙冠外形高点或以上),多可直接挺出。操作时应压紧邻牙进行保护,如患牙牙冠下方有新月形(非炎症性骨吸收)或三角形(炎症性骨吸收)间隙存在时,则更有利于牙挺的插入和施力。

大多数近中阻生牙的邻牙阻力较大,为保证患牙牙冠及牙根有足够的脱位空间,需用钻将患牙分割成几部分。如患牙牙根阻力不大,可使用近中分冠法解除邻牙阻力即可;如患牙牙根阻力较大,需在解除邻牙阻力的同时解除或减小患牙根部骨阻力,应使用正中分冠法,将患牙分成近中和远中两部分后再依次挺出。

3.水平阻生

高位水平阻生可采用正中分冠法拔除,先在患牙颊侧和远中增隙,用钻正中垂直切割牙冠至根分叉以下,将患牙分成近中和远中两部分,先挺出远中部分,再挺出近中部分,如果近中部分因邻牙阻挡不能被挺出,可在其釉牙骨质界处进行横断切割,将近中部分再切割成冠和根两部分,先取出冠部,再取出根部。

中、低位水平阻生通常邻牙阻力很大,首先需去除覆盖患牙牙冠的骨质,并在牙冠的颊侧及远中增隙以显露牙冠,再从牙冠最大周径处将其横断、分离,被分离的牙冠应上宽下窄,以利于取出。取出牙冠后再将其他部分挺出,如分离的牙冠无法整体取出,可再切割分块后取出,如牙根分叉较大时,需分根后依次拔除。

4.远中阻生

由于下颌升支对远中阻生患牙的阻力较大,必须通过去除患牙牙冠或远中部分牙冠,消除患牙远中阻力后,才能将患牙完全拔除;如果患牙牙根阻力较大时,可通过分根的方法解决。

5.倒置阻生

倒置阻生第三磨牙往往深埋在下颌骨及升支内,并与第二磨牙毗邻,拔除相当困难。首先去除覆盖患牙牙根上方的骨质,并在患牙牙根及牙冠周围增隙,然后沿患牙长轴方向分割患牙,最后将分割成块的患牙依次取出。如果患牙牙冠阻力较大时,可先分块取出牙根,再分块取出牙冠。

6.牙胚

因牙胚没有牙根,其周围均有大量的骨质,为减少创伤,可用钻仅去除牙胚
殆面少量骨质,开窗显露牙胚,再将牙胚分切成几部分后分块取出即可。

**五、上颌阻生第三磨牙拔除**

上颌阻生第三磨牙与下颌阻生第三磨牙相比拔除难度低,拔除方法也有很多相同点,具体步骤如下。

**(一)切口**

由于上颌阻生第三磨牙的颊侧和远中没有重要解剖结构,而且无论是袋型切口或三角形切口(注意在缝合松弛切口时需要一定的手术技巧),其术后反应均较轻,因而除高位阻生患牙使用袋型切口外,为了获得良好的手术视野,低位或埋藏阻生患牙均可使用三角形切口。

切口起于上颌结节前面微偏颊侧,向前至第二磨牙的远中,再沿着第二和第

一磨牙牙龈沟向前延伸,如选用三角形切口,可在第二磨牙近中或远中颊侧附加松弛切口。

**(二)翻瓣**

同下颌阻生牙拔除。但在分离腭侧瓣时要完全游离,范围要超过腭侧牙槽嵴,以免阻挡患牙的脱位。

**(三)去骨、增隙**

上颌骨质比较疏松,去骨时要注意尽量保存骨质,一般只需去除患牙颊侧和𬌗面的骨质,暴露牙冠即可。

**(四)分牙、挺松、拔除**

上颌第三磨牙垂直阻生约 63%,远中阻生约 25%,近中阻生约 12%,其他位置极少。

由于上颌牙槽骨较疏松,弹性较大,因而拔除垂直和远中患牙时一般不需分牙,将牙挺插入患牙近颊侧牙周膜间隙,以牙槽嵴间隔为支点将患牙向远颊𬌗或颊𬌗方向挺出即可。操作时要注意施力的大小和方向,避免向上和向后使用暴力,因为如果患牙与周围骨质粘连严重或牙根阻力较大时,向后使用暴力可导致患牙远中牙槽骨或上颌结节折裂;如果向上用力插入牙挺时,挺刃未能进入患牙牙周间隙,而是直接作用于患牙,有可能将患牙推入上方的上颌窦或翼颌间隙。

当整体挺出患牙有困难时,需分析原因,如果是骨质粘连引起,可在患牙腭侧和远中去骨、增隙;如果是根阻力较大,可采用分根的方法解决;为避免将患牙推入上方,可将颊拉钩置于上颌结节后方,这既可感知作用力的方向,阻挡患牙向上方移位,还可通过抵挡产生的楔力使患牙向𬌗方脱位。

拔除近中阻生患牙时,由于第二磨牙限制了其向远中及𬌗方脱位,可采用磨冠法解除邻牙阻力后拔除;拔除水平阻生患牙时,需去除较多骨质后显露患牙,再将患牙分割成若干块后,分块拔除。

**(五)清理牙槽窝与缝合**

同下颌第三磨牙。因上颌第三磨牙根尖部贴近上颌窦,搔刮时要避免穿通上颌窦。

**(六)术后医嘱**

同下颌第三磨牙。由于上颌阻生牙拔除手术损伤小,术后恢复要比下颌阻生牙快,通常可以不用止痛药和抗生素。

### 六、阻生尖牙拔除

尖牙对牙𬌗系统的功能和美观甚为重要,故对其拔除应持慎重态度。术前应与口腔正畸医师商讨,如能通过手术助萌、正畸、移植等方法,则可不拔除。如决定拔除,术前要拍摄定位或 CT 片,确定患牙在牙槽骨中的位置、邻牙阻力、牙根形态和弯曲度,并确定与鼻底及上颌窦的关系。尖牙阻生好发于上颌,由于阻生下颌尖牙的处理方法基本与上颌一致,故本段仅讨论上颌阻生尖牙。

#### (一)切口及翻瓣

根据患牙位于颌骨的位置确定手术入路。通常患牙牙冠位于唇侧较位于腭侧或中央容易拔除,牙冠位于唇侧,选择唇侧入路;位于腭侧,则选择腭侧入路;位于中央的话,可以选择唇、腭两侧入路翻瓣。切口可选择袋型、三角型或梯型。如阻生位置高可采用牙槽嵴弧形切口。翻瓣方法同前。

#### (二)去骨

用钻磨除覆盖患牙牙冠的骨组织,显露牙冠最大周径。

#### (三)分割、拔除患牙

如果埋藏尖牙有牙囊滤泡包裹,则用牙挺挺出即可;如果骨阻力较大或牙根弯曲,难以整体挺出,则用钻在患牙牙冠最大周径处将牙冠横断,分别挺出牙冠和牙根。

#### (四)清理拔牙窝、缝合

同下颌第三磨牙,注意要彻底清除牙囊。

### 七、上颌前部埋藏多生牙拔除

上颌前部是多生牙的好发部位,埋藏多生牙常在替牙期因恒牙迟萌或错位行 X 线检查时被发现。埋藏多生牙除造成错𬌗畸形、邻牙牙根吸收、影响正畸治疗外,还是引发牙源性囊肿和肿瘤的原因,需及早拔除。拔除方法如下。

#### (一)麻醉

可选用局部浸润麻醉,对埋藏较深、位置较高的多生牙可采用眶下神经和鼻腭神经阻滞麻醉。儿童患者需配合镇静术方法。

#### (二)切口及翻瓣

多生牙位于牙弓或牙弓唇侧,可选择唇侧入路,采用袋形或三角形切口,对于埋藏位置较高、患牙大部分位于邻牙根尖上方、无论患牙偏向牙弓唇侧或腭侧均可选用牙槽突弧形切口。如位于牙弓腭侧,通常选用腭侧袋型切口。翻瓣方法同前。

### (三)去骨、显露患牙

同上颌阻生尖牙,需注意保护邻牙。

### (四)挺出患牙

同阻生尖牙。

### (五)清理牙槽窝及缝合

同阻生尖牙。

### 八、其他埋藏阻生牙的拔除

除上述介绍的常见阻生牙,还有上颌前磨牙、上颌切牙阻生等,如果不能通过手术助萌、正畸、移植等方法恢复其牙弓内的位置,则应将其拔除。

同上颌前部埋藏多生牙一样,埋藏阻生牙拔除的关键是术前通过影像学确定患牙在颌骨内的位置,从而决定手术入路、去骨部位、去骨量及分割患牙的部位,合理解除拔牙阻力,避免损伤邻牙及重要解剖结构。具体拔除同上。

# 参 考 文 献

[1] 秦晶.现代儿童口腔医学[M].西安:陕西科学技术出版社,2021.

[2] 房兵.临床整合口腔正畸学[M].上海:同济大学出版社,2020.

[3] 段银钟,林杨,孟蕾.口腔正畸疑难病例临床解析[M].西安:世界图书出版公司,2021.

[4] 陈彩云.口腔科疾病预防与诊断治疗[M].长春:吉林科学技术出版社,2019.

[5] 何宏文.实验口腔颌面解剖学[M].广州:中山大学出版社,2020.

[6] 潘巧玲.临床口腔疾病诊治[M].长春:吉林科学技术出版社,2019.

[7] 姚森.口腔正畸临床技巧与科学管理[M].西安:世界图书出版公司,2020.

[8] 王培军,吕智勇.口腔疾病诊疗与康复[M].北京:科学出版社,2021.

[9] 张志愿,俞光岩.口腔颌面外科临床解剖学[M].济南:山东科学技术出版社,2020.

[10] 王松灵,程斌.口腔医学[M].北京:北京大学医学出版社,2019.

[11] 邹慧儒.口腔内科学[M].北京:北京科学技术出版社,2020.

[12] 王惠元.口腔解剖学[M].长沙:中南大学出版社,2021.

[13] 张锡忠.口腔正畸学[M].北京:北京科学技术出版社,2020.

[14] 赵信义.口腔材料学[M].北京:人民卫生出版社,2019.

[15] 杜礼安,宋双荣.口腔正畸学[M].武汉:华中科技大学出版社,2021.

[16] 肖水清,郭泾.口腔正畸学[M].北京:中国医药科技出版社,2019.

[17] 宫苹.口腔种植学[M].北京:人民卫生出版社,2020.

[18] 顾长明.口腔内科学[M].北京:人民卫生出版社,2019.

[19] 李睿敏.现代实用口腔科疾病诊断与治疗[M].青岛:中国海洋大学出版社,2020.

[20] 边专.口腔生物学[M].北京:人民卫生出版社,2019.

[21] 刘学聪.实用口腔正畸诊治策略与重点[M].哈尔滨:黑龙江科学技术出版社,2020.

[22] 王佃亮,唐志辉,危岩.口腔科医师处方[M].北京:中国协和医科大学出版社,2019.

[23] 武广增.口腔正畸特色技术临床思维[M].北京:清华大学出版社,2020.

[24] 敖凯.口腔诊疗技术与美学修复[M].北京:科学技术文献出版社,2019.

[25] 张秀琴.口腔科常见病与多发病[M].西安:世界图书出版公司,2020.

[26] 孙建欣,彭澜.口腔医学美学[M].武汉:华中科技大学出版社,2019.

[27] 杜礼安,宋双荣.口腔正畸学[M].武汉:华中科技大学出版社,2021.

[28] 孙卫斌,胡勤刚.口腔住院医师规范化培训方案[M].北京:人民卫生出版社,2019.

[29] 王惠元.口腔解剖学[M].长沙:中南大学出版社,2021.

[30] 潘亚萍.牙周病就医指南[M].北京:人民卫生出版社,2019.

[31] 杜阳.口腔多学科临床思维与实践[M].沈阳:辽宁科学技术出版社,2021.

[32] 耿春芳.实用口腔科疾病治疗进展[M].长春:吉林科学技术出版社,2019.

[33] 华红,周刚.常见口腔黏膜病诊治图解[M].北京:人民卫生出版社,2021.

[34] 姜蕾.口腔科疾病诊治[M].长春:吉林科学技术出版社,2019.

[35] 王佐林.口腔种植临床操作与技巧[M].北京:人民卫生出版社,2021.

[36] 赖永才,黄亚婵,苏子竣,等.瓷贴面和全瓷冠在口腔美容修复中的效果观察[J].中国全科医学,2021,24(01):79-81.

[37] 张羽婷,袁培养,江涵,等.医用放大镜辅助口腔黏膜病临床视诊的价值[J].浙江大学学报:医学版,2021,50(2):205-211.

[38] 岳座胜.探讨正畸治疗在口腔修复中的临床应用[J].世界复合医学,2019,5(8):90-92.

[39] 姚瑶,何柳婷.重症婴幼儿龋患者口腔念珠菌与菌群的关系[J].上海口腔医学,2021,30(2):156-161.

[40] 周培茹,蒋析,华红.口腔黏膜病患者口腔种植的时机及注意事项[J].北京大学学报:医学版,2021,53(1):5-8.